わが子からはじまる
クレヨンハウス・ブックレット　008

ヒロシマから
「内部被ばく」と歩んで

医師
肥田舜太郎

本書は、2012年1月21日にクレヨンハウスで行われた講演をもとに、5月17日現在の状況やデータに基づき加筆、修正のうえ再構成したものです。注は編集部作成。

クレヨンハウス

はじめに

放射線時代を生き抜くために
放射線を学ぶ

わたしは広島原爆の被ばく者です。そして医師として、広島・長崎の原爆を受けてたいへんな苦しみを背負いながら生きのびた被ばく者を支え、ともに歩んできました。

２０１１年３月11日の東京電力福島第一原子力発電所の大事故を受け、福島県だけではなく、遠く離れた地域でも、ごく初期の放射線障がい（＊１）と思われる症状が出ているようです。しかし、いまの医学では、その原因が放射線かどうかは証明できません。

「福島に近いひとはできるだけ遠くへ逃げろ」「関西や九州に行けば大丈夫」「福島から遠くでできた野菜を買えば安全」とみんな思っています。しかし日本全国どこへ行っても、どこの野菜を買っても同じではないか……これがわたしの正直な気持ちです。関西にも九州にも原子力発電所があり、普段から放射能は必ず漏れているものなので、それによってがん患者が増え、亡くなる方も多いのです。「こうやって、ああやって」と細かいことを避けても、全体から見ると努力することによって避けられることは少ないので、むしろからだの抵抗力を増やすほうに一生懸命になったほうが能率的ではないかと思っています。それでも、できる範囲内で産地を選び、汚染を減らすことのできる調理方法もあるので、参考にしたほうがいいと思います。

表1／放射線時代を生き抜く6つの心得

1. 放射線について知る
2. 外部被ばくと内部被ばくの違いを知る
3. 自然放射線と人間のもつ免疫能力について知る
4. 人工放射線（核兵器の爆発や、原子力発電所でつくられる）について知る
5. 放射線被ばくによる被害の治療法はなく、薬も注射も効果はないことを知る
6. 放射線被害に対しては、被ばくした個人が、自分の生命力の力と生活の仕方で病気の発病を予防し、放射線と闘って生きる以外にないと覚悟する

参考／『内部被曝からいのちを守る』（市民と科学者の内部被曝問題研究会／編　旬報社）

本来なら被害をもたらす原発をどうしたらよいのか、政府がきちんと考えて国民を守らなければなりませんが、政府は何もせず「安全だ、安全だ」と言うばかりです。しかしこれからも、こういう国に子どもを含めてみんな、住み続けなければなりません。

放射線のある環境の中で生き抜くためには、放射線について知ることも大切です。放射線は、放射性物質から発せられるものであり、これらは、目には見えません。五感でキャッチできないものなのです。

身近な放射線といえば、病院のレントゲン写真の撮影時にも使われていますが、人体に影響のない程度に調整されています。機械からレントゲン線という放射線の一種が出て、人体を貫き、うしろにあるフィルムに影を写します。からだの密度の濃いところと浅いと

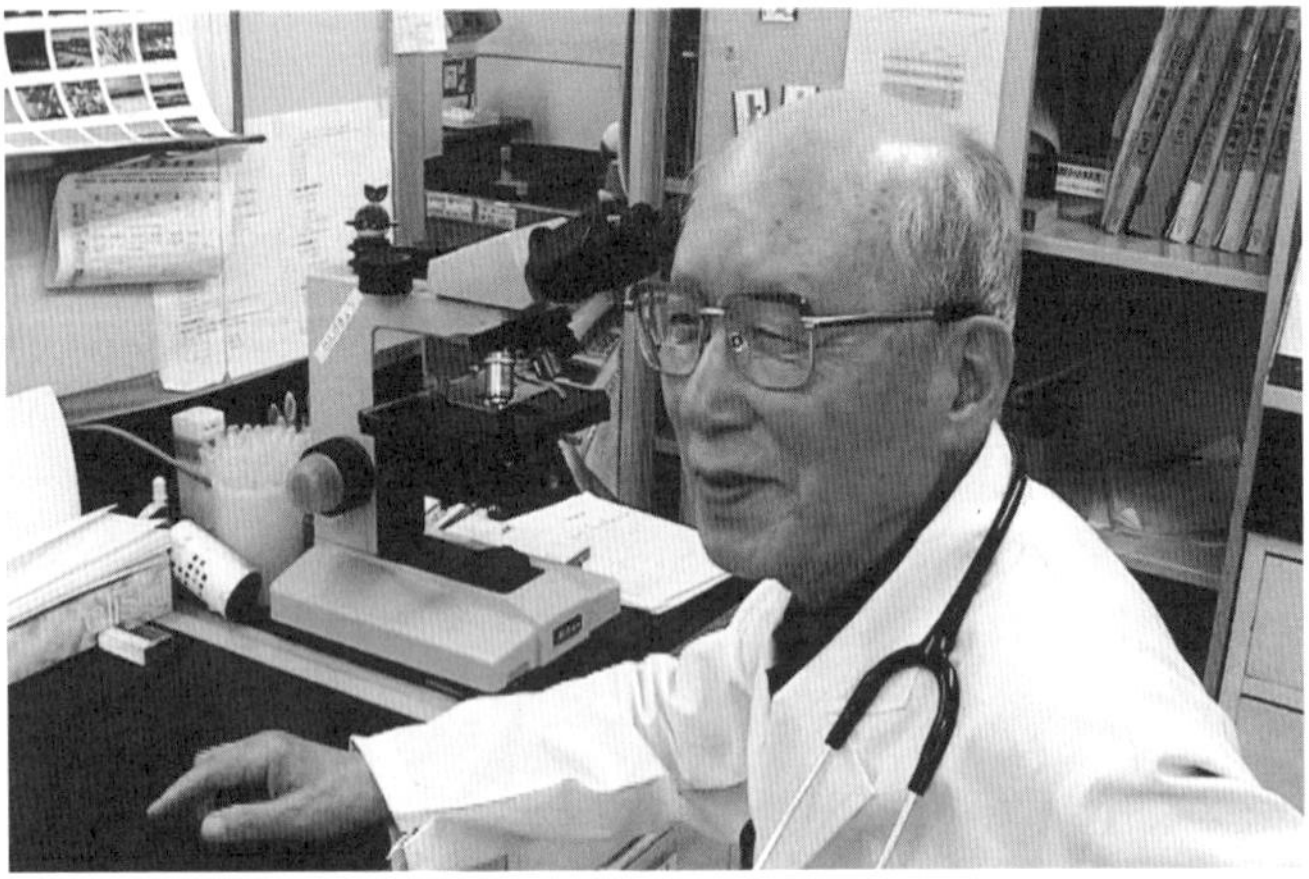

診療所にて。(映画『核の傷　肥田舜太郎と内部被曝』より　協力／アップリンク)

ころの差が白くなったり、黒くなったりして色の差でわかるようになります。外からは見えない骨などがよくわかります。

放射性物質の粒の大きさは、想像を絶するちいささです。そういうものが、わたしたちのからだの中に入り、細胞を壊してしまいます。これはいまの医学では、治療法がありません。

放射性物質(＊2)は何種類もありますが、放射線で代表的なものは3種類で、アルファ線(原子核)、ベータ線(電子)、ガンマ線(電磁波)です。これらを浴びることを「被ばくする」といいます。

放射線をからだの外から浴びることを「外部被ばく」、放射線の元となる放射性物質を呼吸や飲食などによって体内に取り込み、からだの内側から放射線を浴びることを「内部

図1／内部被ばくと外部被ばく

アルファ（α）線…高速のヘリウム原子核。空気中で45mm、体内では0.04mmしか飛ばない。物質との相互作用は非常に強く、透過性はちいさい。

ベータ（β）線…高速の原子。飛距離は空気中で約1m、体内では約10mm。

ガンマ（γ）線…エネルギーの大きいエックス線の一種。物質との相互作用が弱く透過性は大きい。外部被ばくの主役。

外部被ばく…体外に放射線を発射する源があり、その放射線がからだを貫通すること。医療用レントゲン検査や放射線治療で受けるのは外部被ばくだが、人体に危険のない範囲に調整されている。外部被ばくでは放射線を体外から浴びる放射線量が大きければ大きいほど、被ばくによる被害は大きい。

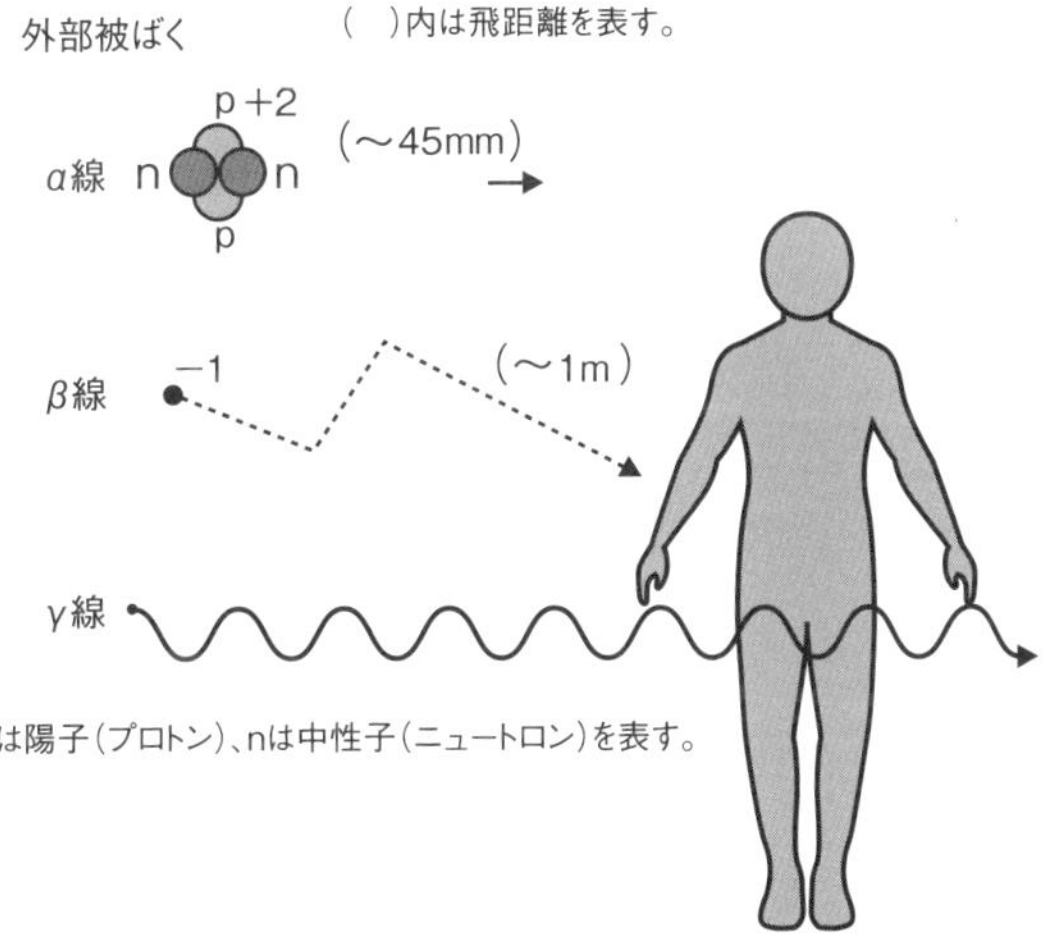

*pは陽子（プロトン）、nは中性子（ニュートロン）を表す。

内部被ばく…空中に放出され、空中、水中、地表に残留した放射性微粒子が呼吸や飲水、食事などを通じて体内に摂取され、体内から放射線を放射し続けて体細胞を長時間にわたって損傷し続けること。放射性微粒子の内部被ばくでは、照射が継続するので、放射線量が小さくとも、被害が大きいことが実証されている。また、内部被ばくでも、線量が高いとそれなりに被害が拡大する。

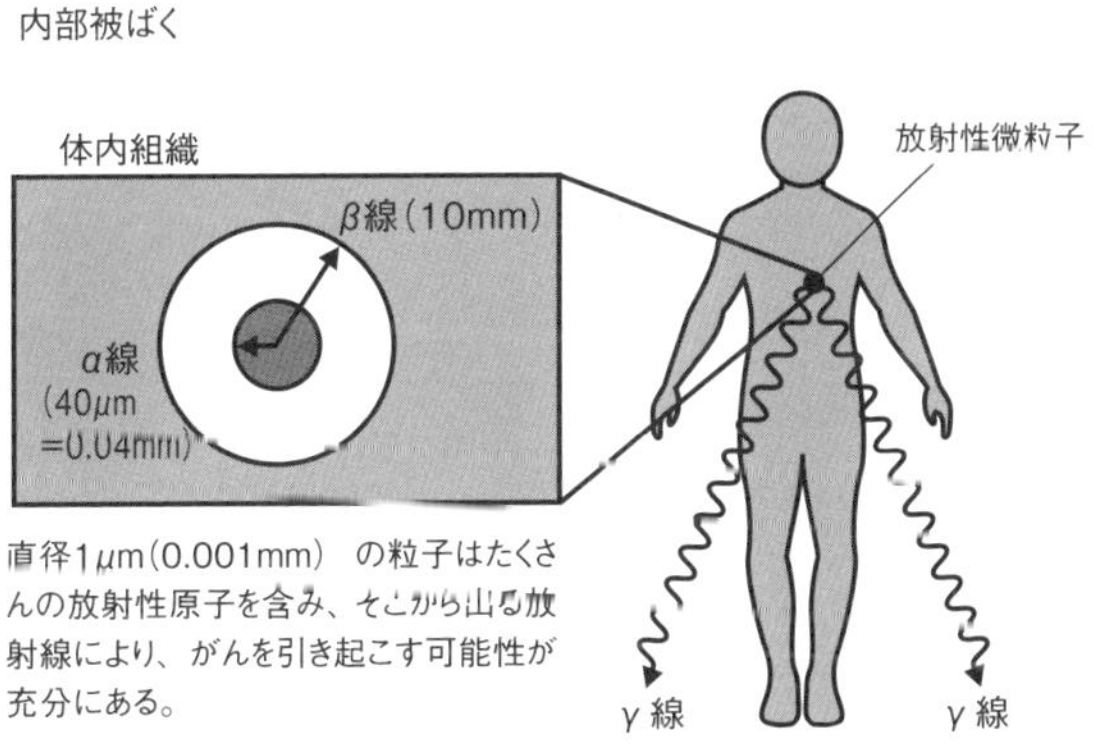

直径1μm（0.001mm）の粒子はたくさんの放射性原子を含み、そこから出る放射線により、がんを引き起こす可能性が充分にある。

原図：矢ヶ崎克馬

参考／『内部被曝の脅威』（ちくま新書）

被ばく」といいます。原爆では、高熱と破壊力、という目に見える被害だけが強調され、目に見えない放射線被害である「内部被ばく」は、当初米国と日本政府によって隠されてきました。

放射線はモニタリングポスト（空気中の放射線量を監視測定する装置）や、ホールボディカウンター（体内に摂取された放射線物質の量を測定する装置）などで調べることができますが、計測できるのはガンマ線のみで、体内に取り込まれると危険なアルファ線、ベータ線による内部被ばくは計測できません。「放射線にやられた」と思って病院へ行っても、どんな検査をしても、放射線はちいさ過ぎて、「あなたのここが、こんなふうに放射線にやられてしまっていますよ」ということが、わからないのです。

（＊1）ごく初期の放射線障がい…低線量被ばくによる放射線障がいは、下痢や鼻血のほか、頭痛や微熱、嘔吐、倦怠感などさまざまな症状がある。

（＊2）放射性物質…放射線を出す物質のこと。ストロンチウム、ウラン、プルトニウム、セシウム、ヨウ素などがある。また、放射線を出す能力のことを放射能という。

第1章　医師のひとりとして思うこと

●放射能のなかで、どう生きるかの指導がないのが問題

放射線障がいには、被ばく後すぐに症状が出る「急性障がい」と、長期間経過したあとに症状が出る「晩発性障がい《ばんぱつせい》」とがありますが、本当にこわいのは、内部被ばくによって生じる晩発性障がいです。内部被ばくは、外部被ばくと違った作用で、長期間にわたってからだを損傷し続けます。そして、たとえばいまから25年後、「たしかに自分は福島第一原発事故で漏れた放射線の被害を受けた」として、東京電力相手に「このがんは、あなたが25年前につくったのだから弁償してくれ」と言ったとします。しかし「証拠はありますか」と言われても、どんなふうにしても証明はできません。**放射線被害は、証拠が残らない完全犯罪なのです。原発は、いくらひとを殺しても、もうかるほうがよいので、それをわかっていてやっているとしか言えません。**

残念ながら、いま、わたしたちはそういう世界に住んでいます。そして社会が原発推進という方向に押し流される中で、わたしたちも、それを無意識であってもお手伝いしてきました。結局、自分たちでこの始末をつけなければいけません。いま、わたしたちはそういうところへ

追い込まれているのです。

放射線について心配して、あれこれ対策を立てたとしても、本当のところどうしたらよいかということを言える人間は、おそらく世界中にひとりもいないでしょう。なぜなら放射線に対して人間ができることは、まったくないからです。どうしようもないところへ突き落とされた、というのがわたしたちの現状です。そして問題は、「放射線にさらされながらも、どうやって生きていくか」、その指導がまったくないことです。

日本人は、広島と長崎で原爆の放射線による被害を体験しました。ところが67年経ったいまになっても、そこで体験したいちばん大事なことがまったく伝えられていません。その情報を遮断《しゃだん》したのは日本政府です。政府は敗戦後、「原爆被害は軍事機密」という米国の指示によって放射線被害や内部被ばくの有害性を国民の目から隠してきました。だからいま国民は、放射線被害に対して何をしたらよいのか、判断のしようがないのです。**また被ばくの情報を隠したことによって、日本だけではなく世界中のひとが、核による人体への影響を正しく認識することが妨げられてしまいました。**

福島第一原発事故が起こってしまったいま、えらいひとが出てきて「事故を起こした発電所から遠くへ逃げて暮らせ、汚染されている疑いのあるものは食べたり飲んだりするな」と言います。しかし、そんなことを言われても、みんながそうできるわけではありません。たとえば、福島県民全員がいったんどこかへ引っ越そうとしたとしても、日本国内にそんなに大勢がまとまって逃げられる場所なんてありません。無責任なことを言っても、何も解決されないのです。

●いまこそ、人間らしい暮らしを

わたし自身も広島の原爆で被ばくし、また医師としてこれまで、何万人という被ばく者の方を診てきました。そして放射線被害の治療について、専門家と相談しながら研究してきました。いまでは、「これしかないな」という方法がなんとなくわかった気がしています。それはむずかしいことではなく、その気になれば、誰にでもできることです。ただ、決心して実践し続けなければいけないので、意志の強さが必要です。

全国に原発がつくられ、原発事故が起こってしまったいま、放射線にさらされながらも健康に生きるためにはどうしたらよいかと問われれば、わたしは「本来の人間の生活に戻ることがいちばん大事」だと答えます。

人間は太陽とともに起きて働き、太陽が沈むのと同時に寝る、という生活を何百万年とくり返してきましたが、現代では、夜も煌々《こうこう》と電気をつけて明るい中で好きなことをすることが可能になりました。こんなことができるようになったのは、たったの50年ほど前からなのです。

日本人は、早寝早起きの暮らしを捨て、くだらないテレビを夜まで見て、にやにや笑う国民になってしまいました。深夜テレビほど健康を損なうものはありません。医師として現代社会を見ていて、日本人はなんと、いのちを粗末にする国民なのかと思います。毎日、健康を損なう

図2／人間が1年間に受ける自然放射線量
1年当たりの年間線量（世界平均）
単位：ミリシーベルト（mSv）

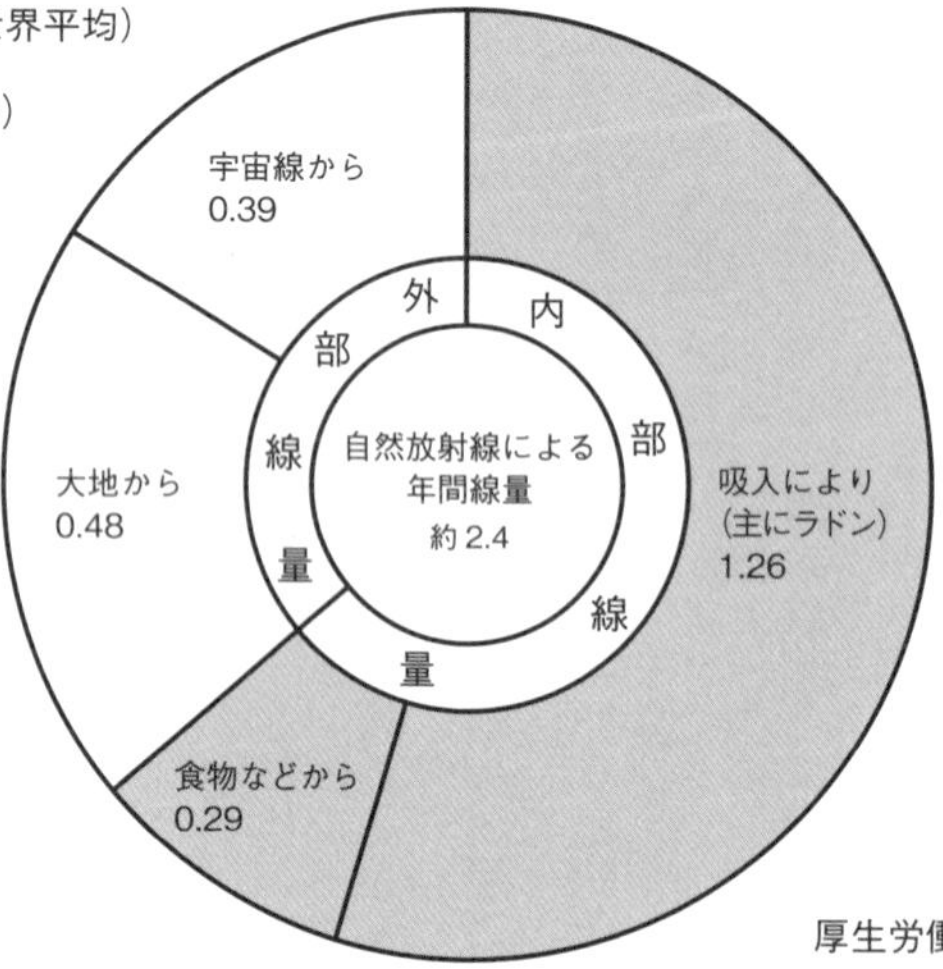

厚生労働省資料より

ようなことを平気でやっています。

およそ40億年前、地球に誕生した生命は海中に生存していましたが、地上に上がるようになり、はじめは紫外線と自然放射線（もともと自然界にある放射線）によって、DNAを破壊されてしまいました。それでも生命は何十万年何百万年と地上に上り続け、紫外線、自然放射線に適応し進化してきました。つまり、紫外線と自然放射線に免疫機能を備えるようになったのです。

その**進化のなかで守られてきたのは、太陽と一緒に起きて働き、太陽が沈んだ夜は寝るという生活です。そのような生活のなかで、免疫《めんえき》はつくられてきたのです。**太陽とともにある生活をやぶり身勝手な生活をしていれば、親や先祖からもらった免疫の力は保つことができないのです。

自然放射線に対し、人工の放射性物質はおよそ70年ほど前に突然つくられたものであり、人間のからだにとっては未知のものなので、体外にうまく排出することができません。自然放射線があるのだから、人工的な放射線も害はない、などという考えは誤りです。

また人工の放射性物質は、自然界のミネラルや金属と似ていて、栄養と間違えてからだに取り込まれてしまいます。そして、間違えて取り込んだ放射性物質は、本来からだに備わっている栄養を吸収する機能によって濃縮され、新陳代謝の機能を乱してしまうのです。また、人工の放射性物質は、種類によって決まった臓器に蓄積される性質（P12図3）があります。

原発が各地につくられ、福島第一原発事故によって人工の放射性物質が大量に放出されてしまったいまこそ、本来もっているいのちの免疫力を高め、その被害を最小限にとどめる必要があるのです。

「早寝早起きをすること」と同時にもうひとつ大切なことは、わたしたち日本人は米を主食とする国民なので、「お米を必ず30回以上噛《か》んで食べること」です。これはお米を潰《つぶ》すためではなく、30回噛むことで唾液中にジアスターゼという酵素を増やし、お米の成分を変化させ、腸から栄養を取り込みやすくするのです。それができるのは、口の中だけです。胃袋の胃液はお米には無力なのです。

「早寝早起き」と「お米を30回以上噛んで食べること」、このふたつを、ぜひ毎日実行していただきたいと思います。

図3／放射性物質は、どこの臓器にたまりやすいか

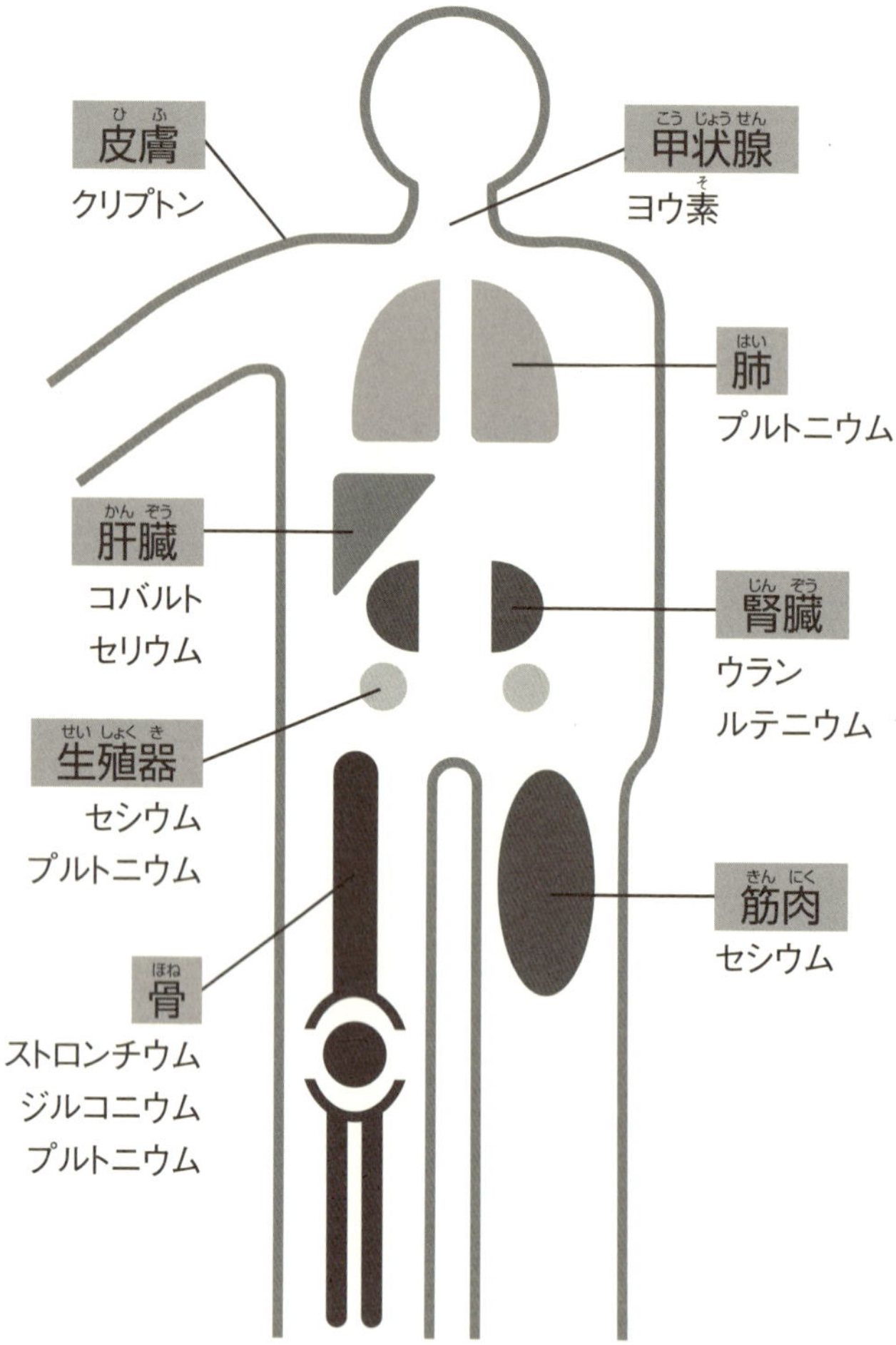

※原発で使用される燃料ウラン235は、クリプトン、ストロンチウム、ジルコニウム、ルテニウム、ヨウ素、セシウム、セリウムなどの核分裂生成物を生み出す。

『食卓にあがった放射能』
（高木仁三郎・渡辺美紀子／著　七つ森書館）より作成

とはいえ、放射性物質を体内に取り込んでしまっても、影響が出てくるのは20～30年後です。具合が悪くなり、病気になるリスクが高くなるでしょう。しかし、その病気の原因はわからないままです。わたしは、原発の出した放射線にやられても、そのことに気づかないような人生をみなさんに送ってほしくないと思います。

●いのちの主人公は〝自分自身〟

生きている限りは「自分のからだを、自分でコントロールしながら生きていくんだ。長生きするぞ」という意志をもって努力をしてほしいと思います。誰かに助けてもらって生きるのではなく、自分自身で生きてほしいのです。自分のいのちに責任をもち、自分自身のいのちの主人公となって、長生きをしていただきたいと、医師のひとりとして思うのです。

福島第一原発事故を、広島原爆が投下された時代と「放射線」という視点でつなげて眺めてみれば、同じことが続いているのがわかります。原爆や原発事故に対して、対応する政府の姿勢は同じです。何が起こっても「それは放射線のせいではありません。大丈夫です」と言います。そして、「誰が責任を取るのか」と問うても「それは知りません」という姿勢です。

政府の言うことをうのみにして、現状にまかせて生きていてはだめです。現状にまかせてしまったから、いまのようなことになってしまうのです。「現状に抵抗する自分」がいなくてはなりません。いま、日本に住むひとは、ひとつの試練にぶつかっています。この場所で人間らしく生きて死ぬには、どうするかという試練です。

●子どもたちのために核兵器と原発の廃絶を

おそらく、いま、日本中のお子さんのいるおかあさんたちはとくに、これまで経験したことのない不安な生活をしていらっしゃると思います。そんななかでも、**子どものようすはきちんと見ていくことが大切です。親の目から見てちょっといつもと違う、何かが変わったな、と思うことがあれば記録しておくことです。そして、いよいよやはりようすがおかしい、となれば病院へ行けばいいと思います。**そこで大事なのは、病気を治す主体は医師ではなく患者だということです。医師は患者を支え、患者とともに闘う仲間です。

まずは自分の子どもと、孫、ひ孫のいのちを、責任をもって守ってください。子どもがこんな世界に生まれてきたらかわいそうです。放射線は出っぱなし、国は何もしてくれない、「安全だ、安全だ」と言われて放射線のことを知らずに学校に行っても、「校庭に行ってはいけない、教室の中でじっとしていなさい」なんて、そんな悲しい社会は残したくありません。

自分のためではなく、子どもたちのために日本をきれいにして残す、これがわたしたちの生きている間にするべき任務だと思います。そして、この原発事故による経験を世界に伝え、人類が消滅してしまう危険を何とかして防がなくてはなりません。核兵器をなくし、原発を止めて、電気を起こす方法は原発以外の手段を使うことです。わたしたちはもうそろそろ、これくらいの知恵はもってよいと思います。安易に生きること、便利に生きること、快楽を追求して生きることを求めても、地球は人類全体を満足させられるほどの資源をもっていません。

「いのちを大事にする」という視点で、日本人が気持ちを合わせ、「古くて、新しい生活スタイル」のなかへもう一度返っていくチャンスです。これはみなさん自身のため、そしてこれから生まれてくる子どもたちのためでもあります。決心を、ぜひ、していただきたいと思います。

第2章　広島原爆から被ばく者とともに歩んで

●広島原爆での被ばく体験

いま、わたしがこのような考えに至った原点は、広島での原爆体験にあります。

わたしは広島に原爆が落とされる1年前の1944年から軍医として広島陸軍病院に赴任《ふにん》しました。広島の陸軍病院は軍隊の病院の中でいちばん大きな病院でした。なぜかというと、日中戦争も、その後の太平洋戦争も、兵隊が外地に出ていくのは広島からでした。みんな広島に集まってきて、広島の方々に駐屯《ちゅうとん》し、船を待ち、そして船で南方戦線へと出征していきました。広島にもともといた軍隊の人数は4～5万人と言われていますが、広島の街の中にはそのほかにたくさんの軍隊が船を待って駐屯していました。

わたしの任務のなかでいちばん重要な仕事は、船で出発するひとの中から、赤痢菌とチフス菌をもっているひとを見つけて船に乗せないことでした。菌をもっているひとがそのまま船に乗ると、船内でチフスなどの病気が蔓延《まんえん》して隊が全滅してしまうからです。そうしたことがそれまで何度もあったので、わたしの任務は非常に忙しいものでした。

東京や大阪が大空襲《だいくうしゅう》にあい、日本の都市という都市が焼けてしまっているというときに、広島の上空にも毎日米国のB29という飛行機が来ましたが、頭の上を飛んで行くだけで爆弾はまったく落ちませんでした。広島だけが空襲されず、とても不思議でした。

あとになって調べたところ、米国は原爆投下の2年前、1943年に日本に原爆を落とすことを決めていました。そして1945年の春以来、広島には偵察機《ていさつき》は飛んできたものの、原爆の効果を知るために、爆弾の投下は禁止されていたそうです。当時、広島にいたわたしたちはそんなことは何も知らず、不思議がっていました。

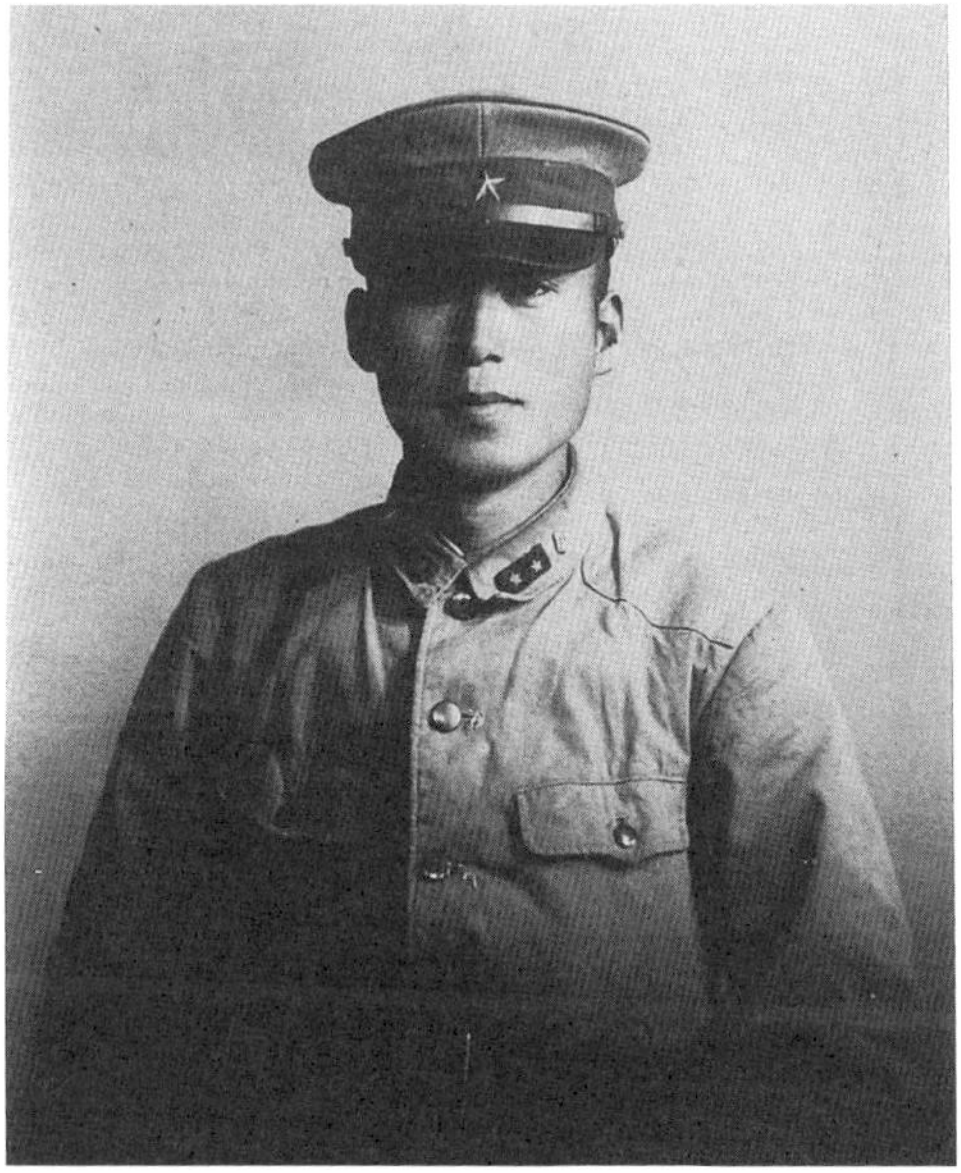

岐阜の連隊に招集された当時（25歳）の写真（1942年）

●急患によって原爆から逃れることができた

1945年、わたしは広島市内の陸軍病院（現・広島市中区基町）に勤めていました。

広島に原爆の落とされる8月6日の前日まで、わたしは爆心地から6キロほど北にある戸坂村《へさかむら》（現・広島市東区戸坂）で陸軍病院の分院を開設する仕事をしており、ちょうど任務を解かれて、病院に戻ったところでした。

陸軍病院に戻ったその夜、外地から帰った高級軍医たちの接待がありました。当時はホテルに泊まっても食事ができません。東京へ向かう高級軍医は階級が上なので、陸軍病院へ行けばご馳走《ちそう》をしてくれるのをわかっていて病院へ来るのです。その日は4人ほどの将校が来たのでわたしが接待し、お酒を飲ませてやっと寝かせ、一緒に病院に泊まりました。わたしもかなり酔っ払っていました。

そして夜中、戸坂村の農家のおじいさんが「心臓病の6歳の孫が、発作を起こしたから来てくれ」と病院へやってきました。軍医将校は営外居住（兵営の外に住むこと）が原則で、非番の夜は自由でした。当時は自動車などありません。自転車で来て病院の衛兵に頼んでわたしを起こし、自転車のうしろに乗せ、自分の家へ連れていったのです。わたしはおじいさんのギコギコこぐ自転車のうしろに乗っていましたが、酔っぱらっていたので何度も自転車から落ちてしまい、おじいさんのからだに帯で結びつけられて連れていかれました。

こうしてわたしは、爆心地から350メートルの位置にあった病院を離れることができたのです。もしそのまま病院にいたら、骨も形もなくなっていたでしょう。

●原爆投下のそのとき見た光景

急患の子どもを診たあと、その横で仮眠をして寝過ごしてしまい、目を覚ましたのは8月6

日、朝の8時で、すぐ病院に帰らなくてはならない時間でした。

その家は、その子どもと、祖父であるおじいさんのふたりだけで住んでいました。父親は兵隊として戦地へ行き、母親は病気で実家に帰っていました。おばあさんはもう亡くなっていて、おじいさんひとりで病気の子どものめんどうをみていました。

朝になり、おじいさんはすでに畑に行ってしまっていました。わたしが病院へ帰ってしまうと、子どもはひとりになってしまい、きっと泣き出すだろう、と思いました。泣くと心臓に悪いので、ポケットからちいさな注射器を取り出して鎮静剤《ちんせいざい》を打とうとアンプル（薬を入れる容器）から薬を吸い取り、子どもの手を取って注射しようとしました。

注射をするときに必ず針を上に向けて中の空気を出しますが、ちょうどそれをしたときに広島の雲ひとつない青空が見え、飛行機が1機視界に入ってきました。銀色のちいさな粒です。米国の飛行機に決まっています。でも、たった1機だし（そのとき広島の上空を飛んでいたのは実際には3機でしたが、わたしからは1機しか見えませんでした。1機が原爆を落とし、あとの2機はそれを写真に撮って本国に報告するという任務だったということです）、どうせまた何もしないで飛んでいくだろうと気にもとめないで注射しようとしました。

その瞬間にピカッと光りました。

広島のひとは原爆を「ピカドン」と呼びます。どこにいても、ものすごくピカッと光って、ドンと衝撃がきたからです。わたしの友人は、ちょうどそのとき、軍隊が新築したばかりのコンクリートの建物のトイレの中でしゃがんでいました。光がまったく入らない状態のトイレにいたのに、その瞬間「目がくらんだ」といいます。それくらいの光でした。

光と同時に驚いたことは、肌の出ている部分がすごく熱かったことです。夏なので半そでを着ていましたが、肌が出ている部分に、ジーッと焼けるような熱さを感じました。たとえ話でよく話すのですが、焚火《たきび》にあたっていて、うしろから誰かにいたずらでひょいっと押されて、前にある火にのめり込んだときに「熱いっ」と思う、あのような熱さです。

そんな熱さを感じたものですから、わたしはびっくりして、子どもに打とうと持っていた注射器をどこかへ飛ばしてしまいました。そして、その瞬間、わたしは本能的に目を覆い、畳の上へばたっと伏せて、しばらくじっとしていました。ドカンと爆発したか、何か異常が起こったに違いないと思いました。しかし、じっとしていても、何もありませんでした。おかしいと思って目を開けて広島の空を見ました。

これを実際に経験して生きているひとはわたしのほかに誰もいないと思いますが、青空に、真っ赤な火の輪が浮かんでいたのです。ちょうど金属の大きな指輪が燃えたような、赤い火の輪が青空にぽっとできていました。空に浮かぶ大きな火の輪なんて、そんなものは見たことがありません。

火の輪ができて、その真ん中に青空がありました。そこにちいさな雲の塊ができて、その雲がどんどん、どんどん大きくなって広がっていって、雲が輪にくっついたと思った瞬間に真っ赤な火球《かきゅう》（＊3）になりました。

いま本で読むと、火球は1秒後に最大直径280メートルになったそうですが、わたしにはもっと大きく見えました。目の前に大きな太陽ができた感じです。びっくりしました。真っ赤な火の球です。ちょうど太陽が沈むときに赤く大きな夕日を見ることがありますが、あれが目の前の青空にできた感じでした。それを見ているうちに、火球の上のほうが雲になってどんどん昇っていきました。

わたしから見た風景は、足元を太田川が流れていて、そのずっと向こうに低い小山の連なりがあって、そのさらに向こう側が広島市でした。その広島市に向かって火球の下のほうが、ずーっと下がっていき、火柱になりました。

よく「きのこ雲」と言いますが、あの雲の下は火柱です。みんな上から写真を撮るので白い雲の写真ばかりですが、雲に隠された火柱の写真は撮れないからです。その火柱はすごくきれいだったのですが、そう言ったら「あの火柱の下でみんな死んだのだ。そんな不謹慎なことを言うな」とさんざん言われました。でも火柱は五色にキラキラと輝き、その上は火の球が乗っているような形で、実際、わたしにはきれいに見えたのです。

その光景を見ているうちに、わたしから見て、火球の真下にある広島市、その手前にある小山の背《せ》のところから横に長い黒い雲が出て来ました。その黒い雲が山の上に頭を出したと思ったら、渦を巻きながらわたしのいる戸坂村のほうへ、ダーッと押し寄せてきました。

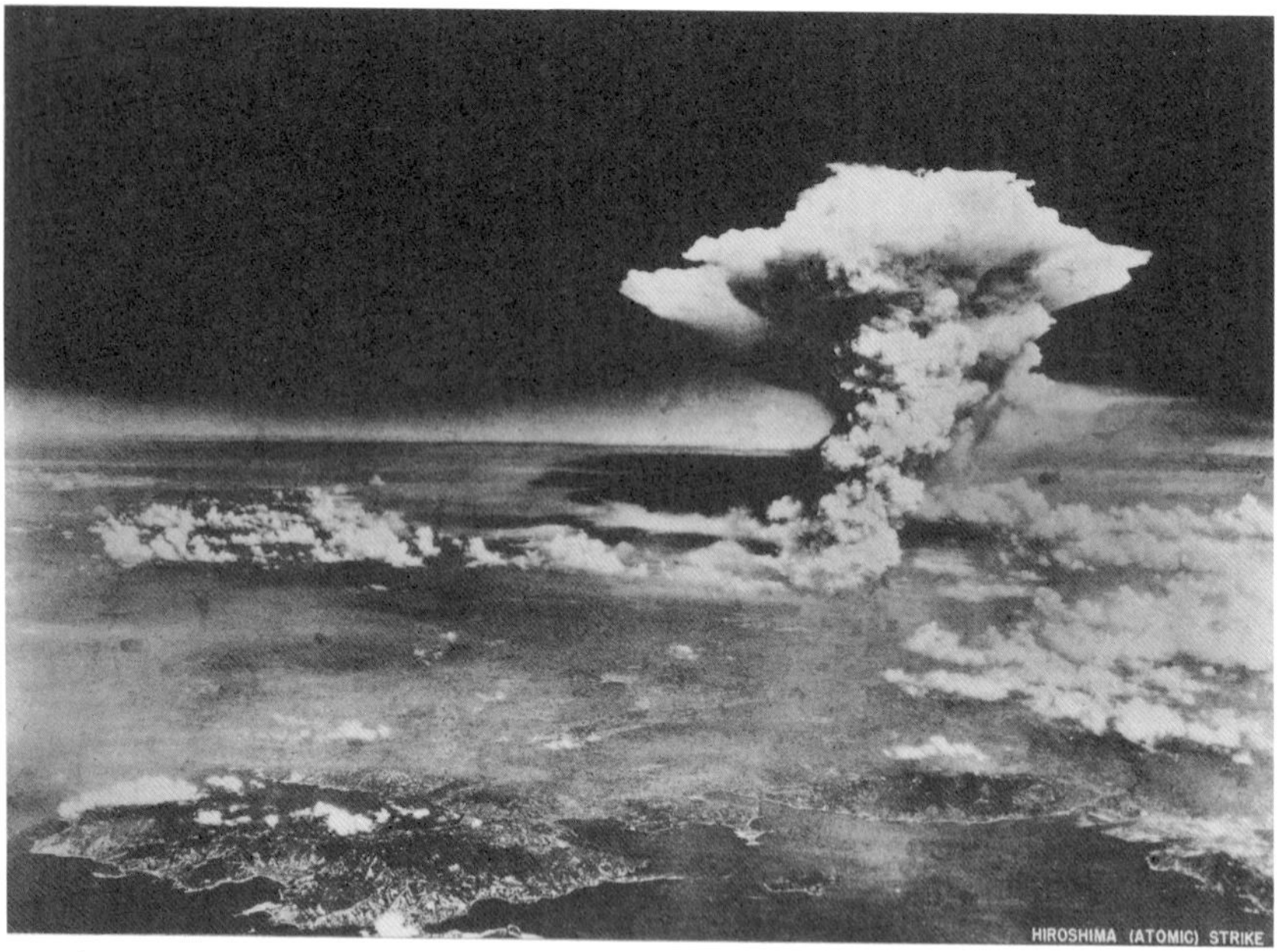

1945年8月6日、広島に投下された原爆によるきのこ雲。松山市上空から撮影。（撮影者／米軍　写真提供／広島平和記念資料館）

あとから考えると、原爆が爆発してものすごい圧力で広島全市の土砂を跳ね上げたのでしょう。それが黒い輪となってまわりに押し流され、北に向かう土砂が戸坂村のほうへ押し寄せてきました。わたしのいた家のすぐ下に小学校がありましたが、そのうしろにあるちいさな山に黒い雲がおおいかぶさり、木造2階建ての小学校の屋根瓦が紙くずみたいに舞い上がりました。

そしてすぐに黒い雲はわたしのいた家の縁側まで来て、わたしはすくい上げられ、子どもと一緒に飛ばされました。その間の時間はおそらく1～2秒ですが、そのときのことはよく覚えています。飛ばされながら天井が見え、「あっ」と思っているうちに天井が吹き抜かれました。天井と屋根が一緒に飛ばされて青空が見えました。そして、わたしは奥にあった仏壇にたたきつけられ、その上に屋根が崩れ落ちてきました。

農家の藁《わら》ぶき屋根には泥がのっていて、その泥に藁が挿してあります。その泥ごと屋根が落ちてきて、わたしと子どもはその泥の中に埋め込まれました。田舎の家は頑丈《がんじょう》につくられているので、つぶれることはありませんでした。泥に埋められてはいるけれどほうぼうから光が入って、やがて少しずつあたりが見えるようになりました。からだ中を確認したら、どこも押さえつけられていないようだったので起き上がって泥を払い、子どもを探しました。目の前に子どもがかけていた夏布団の隅が泥から出ていたので「この下か」と思い掘ろうししたら手が出ていたので、手をつかんで一生懸命引っ張り出しました。そして、子どもを抱え、それからは無我夢中で表へ出ました。

農家には作業をするための広い庭があります。そこへ子どもを寝かせ、聴診器を出して胸にあてようと思いました。しかし、どんなに探しても聴診器が見つからないので、子どもの泥を払い、耳を直接子どもの胸につけて心音が聞こえれば大丈夫だと思いました。ところが何も聞こえません。よく考えると自分の耳に泥が詰まって聞こえなかったのです。小指を耳に入れて泥を取り、改めて聞くと、心音がちゃんと聞こえました。子どもが生きていることをおじいさんに伝え、わたしはすぐに病院に戻らなくてはいけないと思いました。火柱の下で病院がどうなっているか確認しなければと思ったのです。

（＊3） 火球…高度9、600メートルから投下された原子爆弾は地表から約600メートルで爆発、爆発点の温度は数百万度に達し、光輝いて火球のようになった。

●はじめて出会った被ばく者

大きな声で「子どもはここにいるよー。大丈夫だよー。わたしは病院に帰るからねー。自転車借りて行くよー」と怒鳴って自転車に乗り、小高い場所にある農家から駆け下りました。

戸坂村は人口1440人で360戸ほどの農村でしたが、どの家もみな爆風でやられて、ほとんどゆがんだり屋根が傾いたりしていました。村のひとたちは広島に原爆が落とされたことは知らず、きのこ雲も見ていません。何が起こったのかまったくわからないまま、みんな自分の家がおかしくなったので、外に出て大騒ぎをしていました。あとで調べたところ、家が倒壊して60人くらいの方が亡くなっていました。しかしそのとき、わたしはとにかく病院がどうなっているのか心配で、村道を駆け抜け、太田川の土手の上を広島へ向かって下る街道を自転車で走っていきました。いまはバスが通る広い道路になっていますが、当時は荷車がやっと通れるくらいの砂利道でした。

大きなきのこ雲に向かっていくのが怖くて、本当はうしろを向いてしまいたい、行きたくない、という気持ちもありましたが、そうはいきません。軍医として果たすべき任務があります。

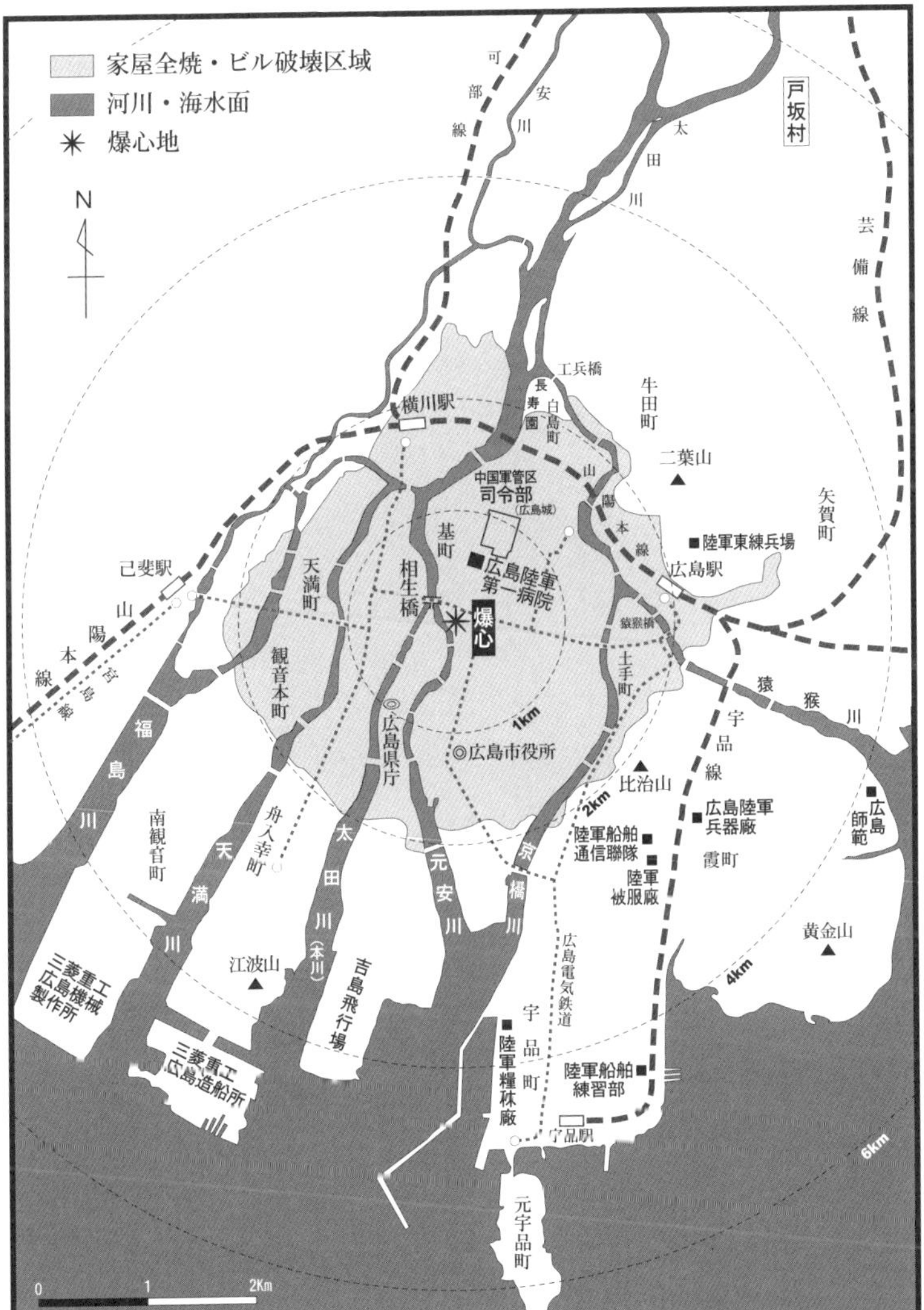

図4／1945年8月6日広島市概略図
『広島の消えた日』(影書房)より

一生懸命自転車で走り、広島までの道を半分くらいまで来たときに、広島市内から逃げてきたひと（被ばく者）にはじめて出会いました。それは、人間とは思えない姿でした。

夏で、みんな白っぽい服を着ている時期でしたが、そのひとはどう見ても上から下まで真っ黒でした。からだのいたるところからボロ布が下がっているように見えました。むかしは、神社や寺の入口にボロボロの服を着て「どうぞお恵みください」と言うひとたちがいましたが、そこで出会ったひとは、そういうものを着ているように見えたのです。わたしは「おかしなひとが来たな」と思いました。

手首をだらんと垂らして前に出し、「うっ、うっ」と唸《うな》りながら歩いてきます。顔はどうなっているのだろう、と見ると、目の部分におまんじゅうがふたつあり、鼻の部分にちいさな穴が開いています。おまんじゅうのように見えるのが目で、鼻の凹凸はまったくなってしまっていたのです。そして口が大きく裂け、上下の唇が腫れ上がっていました。

そのひとは、助けてほしいから急いで寄ってきます。本当に申し訳なかったと思いますが、わたしは怖くて、自転車を置いてうしろに下がりました。飛びつかれたら怖いと思ったのです。すると、そのひとは自転車につまずいてバシャーンと倒れてしまいました。「ああ、悪いことをした」と思って側に行き、脈を取るために触ろうとしました。

倒れているそのひとの手に触れようとしてびっくりしました。ぼろきれを着ていると思っていましたが、そのひとは裸でした。ぼろきれに見えていたものは、そのひとの皮が剥《は》がれてぶらさがったものだったのです。触りようがないので、「しっかりしなさい。もうちょっと行ったら人家があってひとがいるから、もうちょっと這《は》って行きなさい」というようなことを言いました。すると、そのひとはわたしの足もとでピクピクッと痙攣《けいれん》を起こして動かなくなってしまいました。せっかくここまでやってきたのに、そのひとは息絶えてしまったのです。

足はぶるぶる震えるし、本当に怖かったです。もし、こんなひとたちがこの先にたくさんいたら、街はたいへんなことになっているはずだ、と思いました。それでも自転車を立て直してまたがり、さあ行こうと思って前を見たとき、いままで目の前のひとだけ見ていて気がつかなかったのですが、同じような状態のひとが道いっぱいに、どんどんやってくるのに気づきました。立っているひともいれば、隣のひとと寄り添いながら歩いてくるひと、立つことができず尻を地面に付けたまま移動してくるひともいるし、這ってくるひともいます。そのようなひとたちの中を、「広島市に用があるから、ちょっとごめんなさい」と押し分けて通ることなどできません。自転車は投げ捨てました。

●けが人に出会っても何もできないもどかしさ

道路の左側は山です。右側は崖になって太田川まで落ちています。崖から川へ向かって目をつぶって飛び込みました。川の水位はちょうど腰まであたりで、水の中を歩いていけば、広島市に着きます。

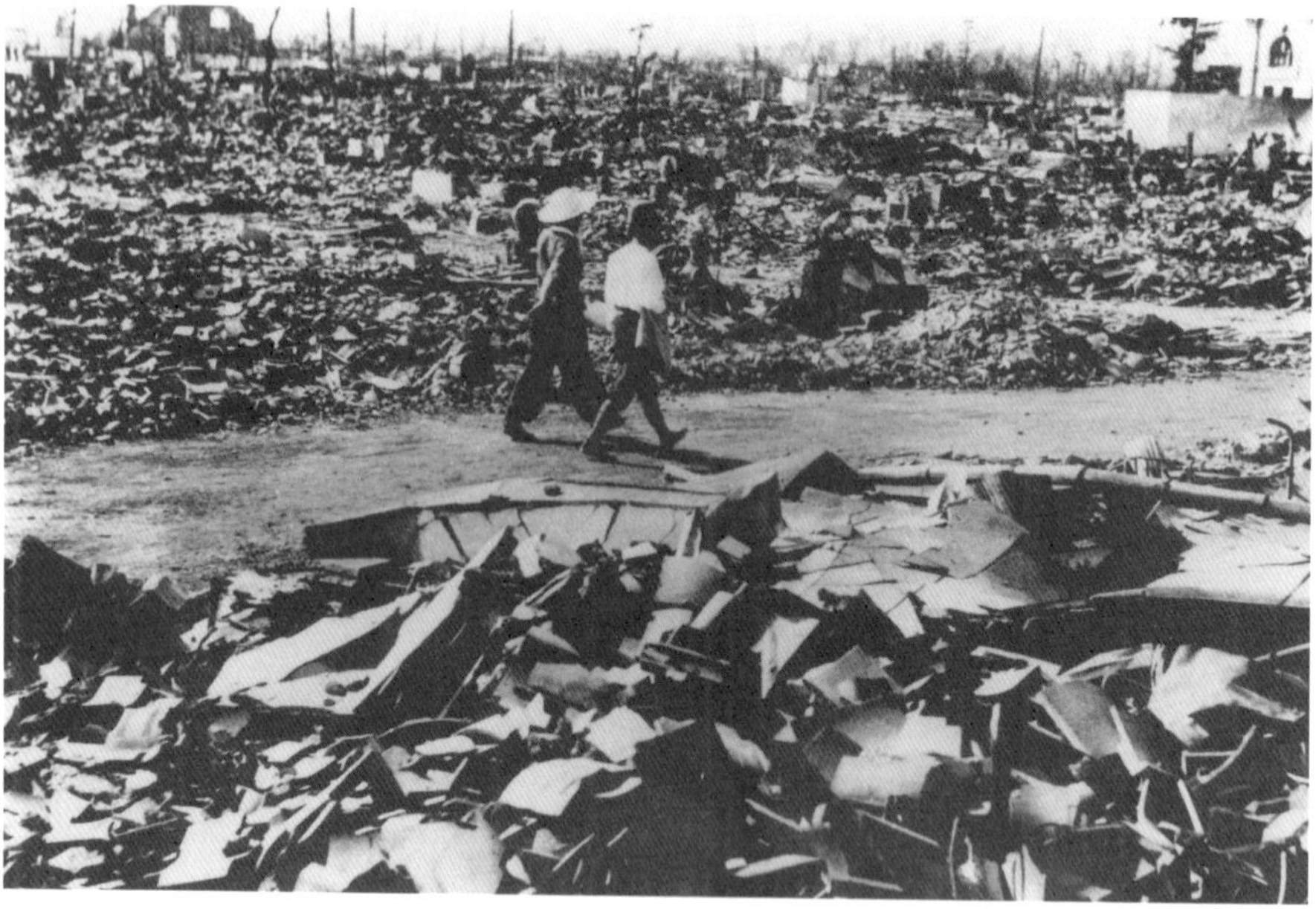

がれきと化した広島の街。山口町から西に向かって。（撮影者／川原四儀　写真提供／広島原爆被災撮影者の会）

歩いていくと、街が燃えはじめているのがわかりました。真っ黒な煙が川の上を這って来るのです。火事の現場は、たとえ一軒が燃えてもすごい風が起こるものですが、何十軒、何百軒と燃えはじめているので、暴風のような熱風がダーッと川を上ってきます。わたしが歩いているところへ、川の水が風にさらわれてドバーッとかぶさってきます。からだ中、水を浴びながら、とにかく川の中を進みました。太田川は7本に分かれますが、最初に左へ分かれる猿猴川《えんこうがわ》に入って、工兵橋《こうへいばし》をくぐり、右側の石垣を上れば陸軍病院でした。

その場所を目がけて一生懸命、川の中を歩きました。そして石垣が見えてきて、さあ登ろうと近づいていくと、上の家が燃えていました。燃えている家から、上半身裸のひとが焼け出されて川に飛び込みます。川の石垣に近いところは浅瀬で、先に飛び込んで亡くなった方の遺体がすでにいくつか重なってありました。熱いから早く川の水に入りたかったのでしょう。そこへ飛び込んだところ遺体にぶつかって跳ね、わたしの立っていたところにドシャーッと落ちてきます。

わたしは、次から次へ落ちてくるひとを川の中に立ったまま見ていました。見ているだけで、何もしようがありませんでした。医師免許をもっていても、何の役にも立ちません。ただ川の中に突っ立って何もすることができないのです。しばらくそのようすを見ていました。

ひとは、たくさんの人間が目の前で死ぬのを見ると、頭がどうにかなってしまうのでしょう。そのときのわたしがそうでした。

理性が「ここにいたって自分には何もできない」とささやくのですが、何かしなければと気持ちが焦り、その葛藤《かっとう》で動けなくなってしまうのです。焼けている上へ上ろうと思っても、火で上ることができません。わたしがやるべきことは、村に帰り、村のひとと一緒になって傷を負ったひとたちを助けることだと思いました。広島市から逃げてくるひとたちが最初にたどり着く村が、先ほどわたしがいた戸坂村だからです。そう理性ではわかっていても、目の前で死んでゆくひとたちに「さよなら」と言って去っていくことができず、しばらく立ち尽くしてしまいました。

川に立っていると、川上から遺体が流れてきます。腰にボンッと何かがあたったので見ると、女のひとが髪を水に流して、流れていきました。見ると顔から胸のあたりまで焼けていました。川の中にも遺体がありました。猿猴川の水はきれいで底まで見え、水位は腰のあたりまであります。川底を這うように流れていく遺体もありました。川の真ん中あたりをちいさい子どもが流れていきました。こういう光景を目の当たりにして、かなしいのと、おそろしいのとが、綯《な》い交《ま》ぜでした。よくあの川に立っていて、気がおかしくならなかったと思います。

●広島から、戸坂村へ帰って

やっと村へ帰る決心をして火事場をあとにしましたが、道は被ばくしたひとたちでいっぱいでとても歩けないので、ふたたび川を上って行きました。

村に着くと、逃げてきた血だらけのひとたちで、すでにいっぱいになっていました。どこの家も壊れていて中に入れないので、みな、道路のそこかしこに寝転がっていました。その中でも少し元気なひとは、道路から学校の校庭へ入り込んでいました。見ると二棟ある校舎は、どちらも倒壊していて、校庭には見渡す限り、被ばくしたひとがびっしりと寝ていました。その数は1000名とも見えました。校庭の中に入っていこうにも、ひとを踏んで進まなければばならないほどです。座っているひとは何人もいませんでした。もう動かないひともいて、すでに亡くなっているのがわかりました。

村長さんや助役さん、駐在のおまわりさん、お寺のお坊さん、校長先生などが壊れた校舎のそばでどうしたらよいのかを相談していたのですが、わたしの姿を見つけ、やってきました。このひとたちはいわば村の幹部で、わたしもよく知っているひとたちでした。

「肥田中尉、よいところへ来てくれた。何とかしてつかぁさい」と言われました。「何とかしろ、と言われてもしょうがない。わたしはいま広島市に行ってきた。広島から負傷者が何万人ここに来るかわからない。北へ逃げたひとはみな、この村に来る。この村は気の毒だけれども、そのうちに負傷者でいっぱいになる。村のひとは元気なのだから、力を合わせてこのひとたちのめんどうを何とかみるしかない。わたしがあとで責任をもつので、まず、おばあさんたちは軍隊から預かっている米を出して、おむすびをできるだけたくさんつくるように」と伝えました。そのとき村に残っていたのは、おじいさんとおばあさんと小学生までの子どもだけでした。中学生以上は広島市内に動員されるか、徴兵される年齢のひとは戦場に行ってしまっていました。

大失敗したのは、おむすびをつくらせたことです。負傷したひとのためにおむすびをたくさんつくりましたが、食べられるひとはひとりもいませんでした。火傷をした手ではおむすびが持てず、口が腫れ上がってしまっていてとても食べられないのです。しょうがないので全部回収して重湯《おもゆ》にし、水を入れて冷ましたものをバケツに入れました。男の子ふたりにバケツを、女の子に杓子《しゃくし》を持たせ、「上を向いて寝ていて、口に入れられそうなひとたちの口に、重湯を入れてこい」と言いました。おじいさんなどは「お米がもったいないから、死んだひとの口には入れるなよ」などと言っていましたが、子どもは遺体に近寄ることもできませんでした。

●被ばく者の無念の思いを感じて

そんな思いをしながら、医師としてこのひとたちに何をしたらよいかを考えました。しかし、薬もなく、どうしたらよいのか、まったくわかりませんでした。

わたしを含め、たまたま4人の軍医がその村で顔を合わせました。同じ部隊や違う部隊もいましたが、偶然、そこに集まったのです。相談をして、「いまは夜なので何もしようがない。夜が明けたら校庭の真ん中に空き地をつくってテントをふたつ張ってもらい、そこを治療所にしよう。来られるひとはそこに来てもらって、手当てをする。動けないほど重傷のひとには、こちらから出向き、手当てをすることにしよう」という段取りを決めました。

そしてまず、遺体を運び出して空き地をつくらなくてはいけないので、その役をわたしが言いつけられました。倒れているひとたちのなかへ入っていき、動いていない亡くなったひとを探しました。おじいさんふたりも一緒で、亡くなっていることを確認したら、にわかづくりの担架で遺体を運び出す手はずになっていました。

倒れて寝ているひとたちはみな、わたしを睨《にら》みます。口が焼けていてものが言えないので「何とかしてくれ」という目で、訴えてくるのです。目が合ってしまうと診ないわけにはいきません。わたしは遺体を運び出す役目を果たさなければならないので、できるだけ目をそらして歩いていきました。

しかし、ひとりだけ目をそらし損ないました。わたしは、そのひとの顔の前へ膝をつきました。見ると皮膚はすべて焼け、熱が出ています。熱が出ているときは、医者はいちばんはじめに扁桃腺《へんとうせん》を診ます。扁桃腺をやられると高い熱が出るからです。

上を向いて寝ていれば上から覗《のぞ》けますが、みな心臓が苦しいので横向きに頬を地面につけて寝ています。その喉を診ようとすると、診る側も自分の顔を地べたにつけなくてはなりません。わたしは寝ている患者の喉を診るために自分も横になり、患者の顔に自分の顔を近づけました。そうして農家から借りてきた匙《さじ》を見せて、「大きく口を開いて」と言い、口を開けてくれたその瞬間に診ました。

すると、口がすごく臭いのです。ふつうの臭いのとはまったく違います。明らかに腐敗臭がするのです。瞬間的に見えた口の中は真っ黒でした。自分の口を鏡に映して見てみるとわかりますが、ひとの口の中というのは、だいたい桃色か少し赤いくらいでしょう。風邪を引いて喉が痛くなると真っ赤になります。黒いなんてことはないはずです。黒いというのは、つまり腐っているということなのです。

生きているのに、口の中だけ腐っているのです。そのときは、それがなぜだかわかりませんでした。しかし、そんなことを考えている暇はありません。

そのひとは診療している間、すごい目でわたしを睨んでいました。その目というのは、獣がいきり立って、はじめは元気だったのが、弱ってだんだん死んでゆくときのような目です。おそろしいというのと、不安なのと、死ぬかも知れないという思いとが混じった「何とかしてくれ」という目です。いまでもその目が忘れられません。わたしはそのひとに何かをしてあげたいと思って、からだのどこかに触ろうとしました。ところが焼けているのでどこにも触る場所がありません。一生懸命見ていると、頬に一ヶ所だけ丸くきれいな肌がありました。

わたしは指2本でその部分を触り、「しっかりしろ」などと声をかけました。すると、そのひとのまるで獣のようだった目が、すーっと静かにやわらかい人間の目に変わっていきました。何も言えず、そのままカクッと頭が落ちて亡くなりました。

いまでも夜になると、そのひとのその目が出てきてうなされることがあります。いままで広島で出会ったたくさんの被ばく者のなかでも、印象深くこころに残っているひとです。

●被ばく特有の症状が表れはじめて

それからは毎日が地獄でした。わたしを含め、仲間の医者たちも、はじめの3日間に亡くなった方は火傷が原因と判断していました。

むかしは役場のひとが、遺体を家族にわたすために、名前がわかれば名前と、亡くなった原因の病名をつけて火葬します。当時は満足な形式をとれず、雑記帳や破れた紙に書きました。死因の病名はほとんどが火傷でした。そのときは、それ以外に思いつく病名はありませんでした。誰が見てもみんな火傷で亡くなったと判断したはずです。

ところが3日目の朝になると、火傷とまったく違う症状が出はじめ、それが原因で亡くなる方が出てきました。

まず40度の熱が出ます。40度とは、医者でもそうそう見られないほどの高熱です。高熱が出ているひとの顔を見ると、鼻と口から血が垂れています。そして口の中は、腐っていて臭いのです。目も、「あかんべー」をするときに見えるまぶたから血が出ていました。こんな症状は、それまで見たことがありませんでした。あとになって眼科の医師に「目から血がたらたら出る病気はありますか?」と聞いたら、「そんなものはない」と言われました。なぜ目から血が垂れているのかわからず、不思議でした。

わたしは立ち上がり、患者のからだ全体を見まわしました。まわりに寝ているひとたちは口がきけませんが、手をあげて「患者のここを見ろ」と、自分の肘のちょうど内側を指して教えるのです。わたしは患者の手を持ち上げて内側を見ました。外側は焼けていますが、内側は焼けていません。その焼けていない内側のきれいな肌に、20~30個の斑点が出ていました。ちょうど鉛筆のお尻に紫色のインクを付けて押したような形の、きれいな紫斑《しはん》です。

これは、白血病のような血液の病気の末期に出る症状です。大学時代に聞いたことはあるものの、見たのははじめてだったので、「ひょっとして紫斑かな」と思いました。

しばらくするとさらにもうひとつ、特徴的な症状が出てきました。患者は男性も女性もみんな、1、2度頭に手をやるのですが、触った部分の髪の毛がすーっと、取れてしまうのです。間違えてうっかり頭に触っただけでも、髪が取れてしまいます。毛の根本には毛根細胞というのがあります。毛を1本ぷつんと引っ張って抜くと、根元に白い皮脂《ひし》のようなものが付いていますが、これが毛根細胞です。この毛根細胞が分裂して髪は伸びるのです。そして毛根細胞があるので髪の毛は簡単には抜けないはずなのに、髪がすーっと取れてしまうのです。普通、髪の毛を剃ったあとは毛根細胞が残っているので頭皮が青くなるのですが、被ばくしたひとたちは毛根ごと髪の毛が取れてしまうので、頭皮が真っ白でした。

男性はみんなざんぎり頭で髪も短く、また被ばくしていて苦しいので、抜けた髪を見ても何が起こったのかなど、気にとめません。ところが、女性はびっくりして、臨終で声も出せないほどなのに、手に付いた自分の髪の毛を見て大声で泣くのです。わたしは当時28歳の若い男でしたが、女性が、髪が抜けたことであんなに泣くなど、夢にも思いませんでした。とても印象深いできごとでした。

40度の高熱、紫斑が出る、口の中が真っ黒になる、目鼻口からの出血、髪の毛が抜ける……この症状が出そろうと、その後1時間くらいでみな、亡くなってしまいました。呉《くれ》の海軍から

図5／原爆で発生したエネルギーの内訳

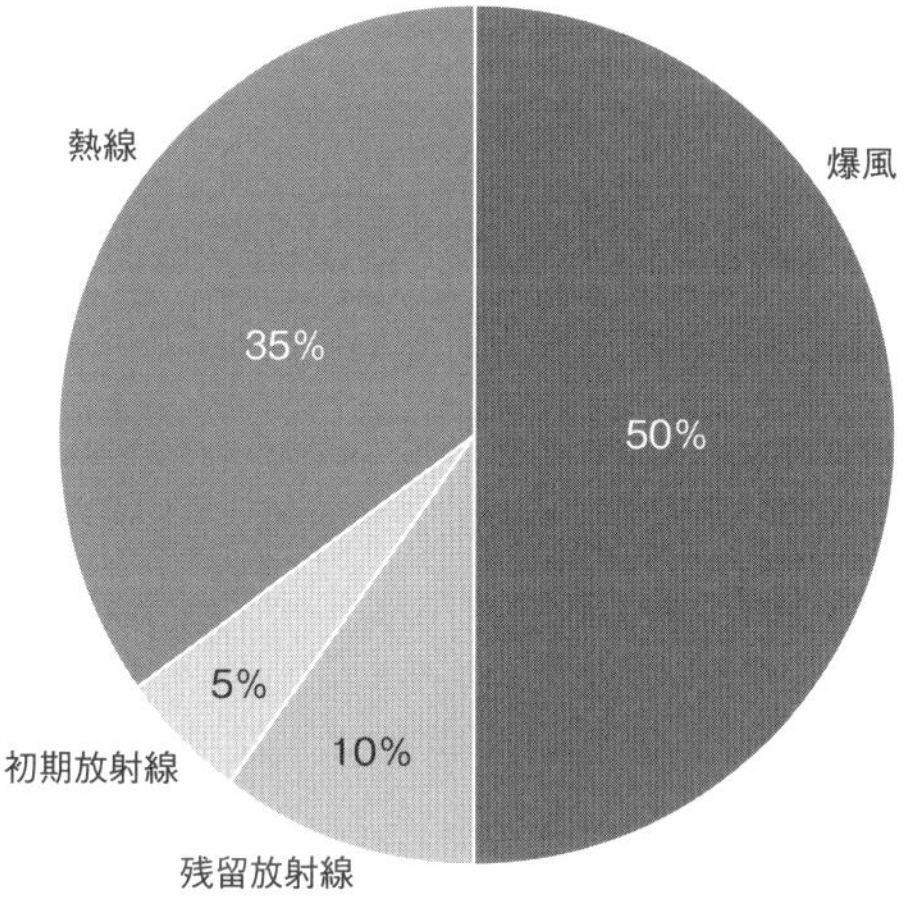

●熱線による被害

中心部では超高温の火球から熱線が放射され、爆心地周辺の地表の温度は摂氏3,000～4,000度にも達した。自然発火が起こり、火災は1日中続いた。

●爆風による被害

数十万気圧にまで膨張した空気が衝撃波となり、強烈な爆風を起こした。爆心地における衝撃波の圧力は1平方メートル当たり35トン、突風の速度は1秒当たり440メートルに達した。

●放射線による被害

①初期放射線（爆発後1分以内に放射された放射線）／爆心地から1キロ…80～100%が即死、爆心地から1.2キロ…ほぼ50%がその日のうちに死亡。

②残留放射線／初期放射線を浴びた地表やがれきが放射性物質を出し、爆心地から1キロ以内では爆発後100時間強く残った。さらに核分裂生成物（死の灰）が「黒い雨」となって広範囲に降り注いだ。初期放射線によって被ばくしなかったひとも、残留放射線によって影響を受け、直接被ばく者と同じような症状が表れた。

（広島平和記念資料館の資料をもとに編集部が作成）

表2／原爆症の症状

	特徴
急性障がい	・高熱、口内壊死、紫斑、出血、脱毛、下痢、嘔吐などの急性症状を発症する。 ・1945年12月末までに広島で死亡したおよそ14万人（当時の広島の人口は推定35万人）が、原爆症による死亡とされた（長崎では７万人が原爆の急性障がいで亡くなったとされている）。
後障がい	・1946年からケロイド（火傷が治ったあとが盛り上がる）症状が表れた。 ・慢性放射能症、俗にいう「ぶらぶら病」が長期に発生した。 ・胎内被ばく児の死亡増加と小頭症や発育不全。 ・被ばくの5、6年後から、白血病が増加した。 ・1955年頃から現在まで、甲状腺がん・乳がん・肺がんなど固形がんの発生率が高くなっている。

（広島平和記念資料館の資料をもとに編集部が作成。「ぶらぶら病」に関しては著書が追加）
※ただし広島平和記念資料館の資料は、当時の米国の検閲を受けた情報。

「使用したのは原子爆弾である」という米国の放送があったと聞き、こうした症状が新しくつくられた原子爆弾という兵器による特殊な被害ではないかと考えました。あとになってわかりましたが、これがいわゆる「急性放射能症」という、放射線の影響によるいちばん早い症状でした。

ひとところに30~50人かたまって寝ているのですが、亡くなったひとのところへ行くと、その周囲のひとも似たような症状で、同じようにみな、亡くなっていきます。同じような症状で、何日もたて続けにたくさんのひとが亡くなるのを見たので、「ピカにあったひとはこうなるのだ」というのが頭に焼きついています。「米国はたいへんなことをしたものだ」と思いました。誰かに教わらなくても、放射線による症状がどんなものかを、自然に理解しました。だからいま、「放射線は害がない」だなんて言われても、とんでもないと思います。

第3章 福島援助の根本に人権尊重の必要性

●原爆にあっていない最初の死者

そのうちに、「軍医どの。わしゃピカにあっとりまへんで。髪の毛が抜けるんじゃ、ピカにおうとらんのに」という兵隊に声をかけられました。「自分の部隊は、50キロ向こうから広島に救護にきたが、具合が悪くなりここに運ばれてきた」と言うのです。8月6日のお昼に広島に入り、8日の朝に脱水症状で倒れたということでした。「広島に特殊な爆弾が落とされて相当な被害があったというのはラジオで聞いて知っている。しかし、何があったのかは知らない」と言っていました。

隊長がお昼頃に兵隊を集めて、「中央からの命令でうちの部隊は広島へ救援にいく」ということでトラックに乗せられ、広島のだいぶ手前でトラックを降りて、あとは駆け足で街へ入り、傷を負ったひとを助けたり、遺体を運んだり、48時間びっしり働いたということでした。

8月8日の朝、脱水症状で意識を失い、仲間に背負われ、戸坂村に行けば軍医が診てくれるだろうと置いていかれたのでした。

たしかに、その兵隊は原爆が落ちたあとに広島に来たのです。からだのどこにも火傷やけがはありません。「どうした」と聞くと、紫斑《しはん》が出ているのを見せました。まわりにいるひとは、紫斑が出たらもうダメだ、ということをみんな知っていました。「あんた、なんで斑点が出てるんだ。ピカにあってないのだろう？」と確かめると、「そうだ」と答えました。ピカにあっていないのに、なぜ紫斑が出て髪の毛も抜けるのかを知りたくて、わたしを呼びとめたのです。しかしわたしにも、ピカにあっていないのに、なぜ亡くなる負傷者と同じ症状が表れるのか、原因がよくわかりませんでした。ピカにあったひとのほうがたいへんな症状で、何万人いるかわからないと思っていたので「ピカにあっとらんなら寝てれば治る」と言ってわたしは彼を診もせずに、ほかの患者のほうへ行ってしまいました。

何日か経ってその兵隊のことを思い出し、「あの兵隊はどうした？」とまわりのひとに聞くと「亡くなりました」と言うので「ええっ」と驚きました。どんなふうに亡くなったのかというと「みんなと同じです。血が出て、熱が出て、口が臭くなって髪の毛が取れて死にました」と言うのです。

このひとが、その後わたしが追い続けることになった、原爆による内部被ばくの最初の証人でした。それはその後30年たった１９７６年に、アーネスト・スターングラス教授（＊４）に会って、著書の『Low Level Radiation（低線量放射線）』によって教えられました。

（＊４）アーネスト・スターングラス教授…１９２３年、ドイツ生まれ。ピッツバーグ大学医学部放射線科名誉教授。専門は放射線物理。広島原爆による放射線の影響を過小評価した論文に出合ったことをきっかけに「低レベル放射線の人体影響」の研究に取り組む。著書『Low Level Radiation』は著者によって翻訳され『死にすぎた赤ん坊—低レベル放射線の恐怖』（時事通信社）として出版された。また、ラルフ・グロイブとの共著『The Petkau Effect』では、1972年にアブラハム・ペトカウ博士によって発表された低線量放射線による生体・細胞・分子レベルでの影響（「ペトカウ効果」と呼ばれる）を詳細に紹介すると同時に、原爆、核実験、原子力発電所による放射線被害について、世界各国の貴重な資料をもとに明らかにしている（邦訳『人間と環境への低レベル放射能の脅威』肥田舜太郎・竹野内真理／訳　あけび書房）。

●占領下、広島から山口県へ

そのうち戸坂村にいられなくなりました。「学校も再開したいし、平和な村に戻したい。患者がこんなにたくさんいたのでは、村がどうにもならないからどこかに行ってくれ」と言われました。しかし、こんなにたくさんの人間を収容できる建物など、広島にはありません。それに占領軍が進駐してから厚生省が新設され、全国の陸海軍病院はあらたに国立病院になっていました。

そこで、東京の厚生省（現・厚生労働省）と連絡をとり、宇品《うじな》の占領軍司令部に通って、「陸軍病院の残党が患者をたくさん抱えて動けないでいる。米国軍が占領している、日本部隊の古い兵舎をひとつ下げわたして医療ができるようにしてくれないか」と交渉しました。

当時の交渉はとてもめんどうなものでした。いまでも役人がひとつのことを決めるのに、何人ものひとの手を通じて、なかなかすぐに決まりません。そのときも移転先がなかなか決まらなかったのですが、やっとその年（1945年）の10月半ばに、移転先が決まりました。

山口県の柳井《やない》町はちいさくてきれいな町ですが、その郊外にあった軍隊の古い兵舎を病院にせよ、という命令でした。当時は厚生大臣も総理大臣も命令はできません。命令ができるのは、連合国軍最高司令官の元帥ダグラス・マッカーサー（＊5）だけです。米国軍の占領下にあるので、こちらの希望はまったく言えず、連合国軍最高司令官総司令部（GHQ＊6）から一方的に命令がくるだけでした。

マッカーサー元帥の命令で、日本全国にある軍の病院（旧陸軍も旧海軍もすべて）が、国立病院になりました。それまで日本には国立病院という組織はありませんでした。なぜなら、それまでは天皇制だったので、国が国民にお金を出して病気のめんどうを見るなどという思想はまったくなかったからです。戦争になれば、日本人のいのちは全部天皇に差し上げることになっていました。教育勅語（＊7）にそう書いてありました。

当時は米国に占領され、食べるお米も住むところもなく、日本人は総貧乏でした。病人は治療を受けたくても、どうしようもありませんでした。そこで国立病院をつくり、医者と看護師は貧乏な病人のために働けという意味で、無料診療を厚生省に言いつけました。

（＊5）ダグラス・マッカーサー…（1880〜1964）米陸軍元帥。1945年8月、トルーマン大統領から連合国軍最高司令官を任命され、占領期間中は日本の最高権力者であった。

（＊6）連合国軍最高司令官総司令部（GHQ）…GHQは「General Headquarters of the Supreme Commander for the Allied Powers」の略称。1945年8月14日に日本政府は「ポツダム宣言」を受諾、8月末に連合国軍最高司令官としてダグラス・マッカーサーが来日。9月2日に降伏文書に調印し、その後GHQは東京・日比谷に本部を置いた。GHQの使命はポツダム宣言を執行することで、日本の武装解除や戦争責任の追求とともに、基本的人権の確立、言論・宗教・思想の自由など民主主義を進めた。

（＊7）教育勅語…「教育ニ関スル勅語」として、1890年、明治天皇が臣民である国民に日本人としての徳育を説いたもの。朕（天皇）と臣民（国民）という在り方、国への奉仕を第一義とすることなどが人権意識に反するとされ、戦後の米国占領下で、1946年に教育勅語の奉読廃止を文部省が通達。あらたに基本的人権の尊重をうたった「日本国憲法」（1946年公布）し「教育基本法」（1947年公布）が制定されたのち、1948年に衆参両議院で「教育勅語」の失効確認をした。

●「ぶらぶら病」に出会って

1945年12月から、もとの広島陸軍病院は国立柳井病院となり、わたしは厚生省技官として勤務することになりました。占領政策のなかで、100名の重症患者を連れて山口県まで行くだけでも、たいへんでした。山口県に着き、原爆が落ちてからはじめて白衣を着て、看護師と一緒に病院をはじめました。病院といっても軍隊の古い兵舎なので設備は何もないのですが、それでも医療らしいことができるようになりました。病院ができ、広島の被ばく者を診た医者がいるということで、広島で被ばくし、山口県に逃げたひとたちが大勢やってきました。原爆投下からおよそ10年後の1956年に、日本全国に散らばっていた被ばく者が「日本原水爆被害者団体協議会」（＊8）という団体をつくりましたが、各県ごとに募集したところ、被ばく者が人口比でいちばん多かったのが広島、長崎で、その次に多かったのは山口でした。山口は広島から近いので、逃げて住み着いたひとがいたからです。

そうして診療にきたひとのなかに、いわゆる「ぶらぶら病」（＊9）と呼ばれる患者がいました。わたしはそのときにはじめて見ました。特徴的なことは、どんなに診察しても検査をしても、悪いところが見当たらないのです。皮膚は傷もなくきれいな状態で、とても病人とは思えないのです。しかし本人は「かったるくて仕事もできなくて一日中家でぶらぶら寝ている。何とか働きたいから診てくれ」と言ってきます。「かったるい、かったるい」と言うだけで、「かったるいという症状のほかに、何かあるのか」と聞いても「わからない」としか言いません。

いつの間にか患者の家族の誰かが「ぶらぶら病」と呼びはじめ、それが広がって、被ばく者のいる日本全国各地で言われるようになりました。これが慢性の放射能症の症状でした。**急性の放射能症はすぐに亡くなってしまいますが、それにくらべ、「ぶらぶら病」は慢性の緩やかな症状なのです。「ぶらぶら病」の症状は、低線量放射線による内部被ばくが原因だと知ったのは、原爆投下後、30年たってからでした。**

（＊8）日本原水爆被害者団体協議会（日本被団協）…1956年に結成された広島・長崎で原爆被害を受けた被ばく者の全国組織。各都道府県に被害者団体があり、東京都に中央相談所がある。核兵器廃絶と原爆被害への国家補償要求、原爆被害の調査・研究、被ばく者の相談・援護活動を行っている。

（＊9）ぶらぶら病…被ばく後、数ヶ月から数年、十数年たってから表れる症状で、臨床検査で疾病があると証明できないものの、異様な倦怠感が発作的に起こる。だるさとともに、疲れやすい、根気がなくなるなどのようすから、患者や家族が「ぶらぶら病」と呼びはじめ、現在では国際的に使われるまでになっている。原爆の残留放射線による低線量の内部被ばくの症状で、病気にかかりやすく、重症化しやすい。原発労働者の倦怠感も、この内部被ばくの症状ではないかといわれている。

●非人道的な米国の対応

「ぶらぶら病」という病気にぶつかって苦労しているときに、厚生大臣から病院長への通達が1946年1月にありました。「広島・長崎の原爆被害は米国軍の機密であり、何びとも被害の実際について見たこと、聞いたこと、知ったことを、話したり、書いたり、写真に撮ったりしてはならない。違反したものは厳罰に処す」という内容でした。

被ばくした本人も、自分の症状を他人に話しても、書き残してもいけない。医師は患者が診察を求めれば医師の義務として診察してもよいが、その結果を書き残してはいけないということです。医者は患者を診て、カルテを書かなければいけません。院長から「カルテはなくせ」と言われ、仕方がないので自分のノートの目立たないところに書き留めておきました。

占領軍はいかに非人道的なことをするのかと、そのときほど感じたことはありませんでした。もう戦争は終わっているのです。米国は、自分が落とした爆弾でたくさんの被ばく者が出ていて、それを助けようと医者が一生懸命になっているのを知っていて、「診るのはよろしい。でも、その症状について話し合ったり、改善するために研究してはいけない」ということを要求します。医者に、そんなことはできっこないのです。

1947年に、わたしは千葉県市川市の国府台《こうのだい》病院に転勤となり、また全国立医療労働組合の副委員長として、労働運動にも尽力していました。

そして1947年3月には、広島では広島赤十字病院内に、米国による原爆被ばく者の調査研究機関、ABCC（原爆傷害調査委員会＊10）が開設されました。これは、被ばく者の調査を目的にしたものなので、被ばくに関する情報は公開せず　また患者の治療は一切行わない、ということになっていました。

1949年になり、わたしは「米軍による被ばく者調査資料の公開と、ABCCが被ばく者調査のために検診を行うときは治療も一緒に行うように、ＧＨＱに嘆願《たんがん》してほしい」と当時の厚生大臣に陳情しました。厚生大臣の返事は、「原爆被害は軍事機密であり、日本政府は一切触れないように約束させられているから、できない」というものでした。「患者たちのいのちを守るのは、政府の仕事だろう。ふんどしを締めて、しっかりせい。おまえらがへいこらなんでも米国の言うことを聞くから、こんなことになるんじゃ」と何度も厚生省の役人とけんかをしました。しかし、どうしても勝負がつきません。

こちらの意見があまりにも聞き入れられないので、わたしは怒って「あんたは日本の厚生大臣である前に、人間だろう。現場では被ばく者がひどい目にあって、悔し涙に暮れながら死んでいくんだぞ。これを何とかするには、爆弾を落とした側なのだから当然知っているはずの被ばくによる病気の治し方を、米国にちゃんと聞いて、日本の医者に教えるように交渉しろ」と言いました。厚生大臣は「そんなことがわたしにできるものか。天皇だって米国のおえらいさんに会えないのに、一厚生大臣が会いたいと言ったって、鼻にもかけてもらえない」と言うのです。「それならあんたは厚生大臣を辞めろ。あんたがいるからわたしたちは直接米国にものが言えないのだ」とわたしは言いました。するとまた厚生大臣は「おまえ、そんな生意気を言うなら自分で行ってこい」と言ったのです。「行ってもいいのか。じゃあ、明日行ってくる」と、その次の日、直接ＧＨＱへ行くことになりました。

（＊10）ＡＢＣＣ（原爆傷害調査委員会）…ＡＢＣＣは「Atomic Bomb Casualty Commission」の略称。１９４７年、広島、長崎の原爆被ばく者の調査のために設立。被ばく者の調査研究だけを目的にしたもので、治療はされず遺体は解剖して標本にされ、すべての調査資料は米国へ送られた。米国トルーマン大統領は国益のために原爆に関する報道は一切しないよう、厳しく制限した。ＡＢＣＣは閉鎖後、放射線影響研究所（ＲＥＲＦ／「Radiation Effects Research Foundation」の略称）として、現在も日米共同運営で調査・研究は引き継がれている。

●被ばく者の情報は一切治療に役立てなかった

そうして、ＧＨＱに行くと、衛兵が立っていて「アポイン？」と言いました。わたしは英語がわからないので何を言っているのだろうと思いましたが、よく聞いてみると「アポイントメント」と聞きとることができ、「ははぁ、予約があるかどうかを聞いているのだな」とわかりました。「ノー」と答えると「じゃあ、ダメ。帰れ」と言われました。しかしあきらめずにしばらく毎日通いつめ、衛兵と顔見知りになり、それから２週間後に、やっと中へ入ることができました。米国兵も人間です。誠意は伝わるのだと思いました。そして軍医のいちばん上の地位にある陸軍軍医大佐に会うことができました。

つたない英語ですが、言いたいことを紙に書いて持って行ったので、それを一生懸命読み上げました。「米国が知っている被ばく者の症状と、どのように治療をしたらよいかについて、日本の医師に教えてほしい」と話しました。

すると陸軍軍医大佐は「要求はよくわかった。もっともだ。しかし、それに答えることのできる人間は日本にはいない。ダグラス・マッカーサーにもその権利はない。原爆に関することを決めるのは、本国にいるトルーマン大統領（＊11）の権限だ。あなたがここでどれだけそれを訴えても、解決することはできない」と言われました。そう言われては仕方がありません。まさか大統領に会いに行くわけにはいかないので、帰ろうとしたとき、呼びとめられました。「おまえにひとつ教えることがある。おまえの階級は元陸軍軍医中尉だ。いまは敗戦軍で階級は何もない。わたしは米国軍の現役の陸軍軍医大佐だ。ふつうなら米国の陸軍中尉はおれに直接ものを言うことはできない。大佐と中尉はそういう関係だ。しかも、おまえは負けた国の兵士である。本当なら、わたしに何かものを言える立場にはない。おまえはいま、正義感に燃えて人道的に良心的に訴えているのはよくわかる。しかし、いまここでものを決めることができるのはパワーだけだ。パワー・イズ・オールマイティ」と米軍軍医大佐は言いました。

わたしは腹が立って仕方がありませんでした。「被ばく者がどれだけ死んでも、そんなのは被ばく者の勝手だと言うのだな。なんていうひとたちだ。このひとたちを追い返さないと日本人のしあわせはない」と確信し、そのときにはじめてわたしは反米になりました。

米国が当時いちばんおそれていたのは、被ばく者です。戦争のいちばんの被害者である被ばく者が、反米感情に燃えるだろうとおそれていたのです。そのために「被ばくの状況を秘密にしろ、ほかのひとにしゃべるな」としたのです。

そういうやつには、わたしはもうものを頼まない。自分自身の実力でやるだけだ、と思いました。そういう思想にわたしはそのとき変わりました。そして米国に頭を下げず、自分自身でがんばり通してよかったと思っています。

原爆の影響は、平和になってから何年たっても続きます。そういう爆弾を米国は使ったということを、米国が「秘密にしろ」と言おうと、わたしは原爆について世界に伝え、絶対にこんなものは持ってはいけないという運動をすることを決めました。同時に、一日も早く米国による日本占領をやめさせ、独立を達成することが何よりも大切だと考え、当時、日本の独立を綱領にかかげていた日本共産党に入りました。

その後、１９４９年９月にＧＨＱによるレッドパージ（＊12）によって、わたしは厚生省技官をやめさせられました。その後は自分で診療所（西荻窪診療所）をつくり、貧しいひとの医療を献身的に行う医師たちとともに全日本民医連（＊13）をつくって活動してきました。

（＊11）トルーマン大統領…ハリー・Ｓ・トルーマン（１８８４～１９７２）。米国の第33代大統領。日本への原爆投下を指示し、戦後１９５２年まで、日本を占領下においた。１９４６年に米原子力委員会を設立、原子力エネルギー開発を米国の国家政策とした。

（＊12）レッドパージ…１９４９年から、ＧＨＱは日本の民主化を阻むとして共産党員を公職などから追放するよう指令した。共産党につながる思想や政治意識をもつひとを排除しようとするレッドパージは、官公庁や民間企業にも広がり、1万人以上が職場を解雇された。２００８年に日本弁護士連合会（日弁連）は、レッドパージは重大な人権侵害と認め、国に被害者の名誉回復と補償を勧告した。

（＊13）全日本民医連…全日本民主医療機関連合会の略称。戦後、医療に恵まれない労働者や低所得者のための民主的な医療機関が全国各地につくられ、１９５３年に全国的な組織として結成。医療機関や介護事業所の連合体。「いのちは平等である」という理念のもとでの医療制度の改善や、「いのちを守る」ための平和活動にも取り組む。

●被ばく国が、米国の核兵器を容認する矛盾

原爆投下から7年後の1952年4月28日、サンフランシスコ平和条約が発効され、日本の主権が回復しました。

「しめた、これでわたしたちは何でもできる」と思いましたが、日本政府は日米安全保障条約（＊14）を結び、米国の核兵器で、日本をソ連の攻撃から守ってもらう約束をしていました。そのため、米国の核兵器の不利になるようなことは一切してはならない、ということになってしまいました。そのような社会のなか、政府すら放射能についてまったく知らない状況で、わたしは何人かの医師と一緒になり、放射能のおそろしさを若い医師や国民に伝える運動をはじめたのです。

1954年3月、米国によるビキニ環礁《かんしょう》での水爆実験で、第五福竜丸をはじめ、たくさんの日本漁船が被ばくしました。原水爆実験禁止を求める署名運動は全国に広がり、1955年8月には、第一回原水爆禁止世界大会（＊15）が広島で開催されました。わたしも埼玉県労働組合評議会のメンバーとして参加し、被ばく者が放射線障がいで死亡している実情を伝えましたが、ほとんどの参加者は原爆被害について火傷とケロイドの認識しかなく、放射線による被害が知らされていませんでした。

1975年には、核兵器全面禁止を国連に要請する第一回国民代表団のメンバーとして、米国に行きました。そこでわかったことは1968年に国連が発表した「核兵器白書（ウ・タン

表3／原爆投下後の被ばく者への政府の対応の概要と、周辺の動き（※以下は周辺の動き）

1945 年	広島、長崎に原爆が投下され敗戦。日本は占領軍の統治下に置かれる。
1947 年	原爆傷害調査委員会（ABCC）調査開始。
1952 年	GHQ廃止。日米安全保障条約の発効。「戦傷病者戦没者遺族等援護法」制定。
1953 年	広島市と長崎市に原爆障害者治療対策協議会が原爆障害の研究、治療のために発足。
1954 年	**※ビキニ環礁での米国の水爆実験による、マグロ漁船第五福竜丸の被ばくをきっかけに、原水爆禁止運動が活発になる。**
1955 年	**※第1回原水爆禁止世界大会開催。**
1956 年	**※第2回原水爆禁止世界大会の中で、被ばく者の全国組織である「日本原水爆被害者団体協議会」（日本被団協）が結成される。**
1957 年	「原子爆弾被爆者の医療等に関する法律」（原爆医療法）施行。約 20 万人に被爆者健康手帳を交付し、全被ばく者に対する無料健康診断の実施を開始。 厚生大臣が認定した疾病に対して、医療の給付（全額負担）を開始。 **※被ばく者の実状に添うものではなかった（日本被団協）。**
1960 年	「原爆医療法」改正法の成立。認定被ばく者に医療手当の支給。 特別被爆者制度の創設。特別被爆者（2km 以内の被ばく者）を定め、一般疾病医療費（病院窓口支払い）の支給。 認定疾病被爆者への認定以外の疾病に対して医療費（病院窓口支払い）の支給。
1962 年	特別被ばく者の範囲を拡大。爆心から 2km 以内から、3km 以内の直爆被ばく者とする。
1965 年	厚生省による初めての被ばく者の実態調査の実施。
1968 年	「原子爆弾被爆者に対する特別措置に関する法律」（原爆特別措置法）の施行。 健康管理手当、介護手当などの手当支給開始。 **※死没者、遺族への補償がなく国家補償を認めない内容であると批判（日本被団協）。**
1974 年	特別被ばく者と一般被ばく者の区分を廃止し、全被ばく者の一般疾病医療費を無料化。
1975 年	爆心地から2km 区域内の被ばく者へ疾病発病を条件としない保健手当の支給開始。家族介護手当新設。 ABCC が放射線影響研究所（放影研）に改組。
1981 年	認定被ばく者に対する医療特別手当創設（所得制限なし）。原子爆弾小頭症手当創設（所得制限なし）。
1988 年	全被ばく者への無料のがん検診実施。
1995 年	「原子爆弾被爆者に対する援護に関する法律」（被爆者援護法）施行。原爆で被ばくし、葬祭料制度の対象となる前に死亡したひとの遺族（被ばく者のみ）に対し、特別葬祭給付金を支給。
2003 年	一部を除く健康管理手当を永久的な支給制度とする。**※2003 年以降、原爆症認定却下処分の取り消しを求め 306 人の原告が 17 地裁に提訴（原爆症認定集団訴訟）。2001 年に定められた認定審査が以前よりも厳しくなったことに対し政府の誤りを正そうとした。**
2008 年	原爆症認定制度の基準を緩和（3.5km 以内の直爆、100 時間以内で 2km 以内の入市によるがんなど）。
2009 年	「原爆症基金法」が成立。
2010 年	原爆症認定制度の在り方に関する検討会開始。海外からの被爆者健康手帳交付申請が可能に。
2011 年	**※厚労省によると2010年度に審査結果が出たのは6436件（前年度比1494件増）。うち却下が 5000 件（同2866件増）で、認定が1436件（同1372人減）だった。却下が前年度倍増した理由について、厚労省は「認定に必要な資料が不足するなど、審査に時間がかかっていたケースに結論を出したため」としている（朝日新聞 2011 年 6 月 8 日）。**

（厚生労働省、また日本原水爆被害者団体協議会の資料をもとに編集部で作成。協力／日本原水爆被害者団体協議会）

ト報告)」では、「死者数両市で6万人」(実際には広島で約14万人、長崎で約7万人)「二次被ばくの被害なし」「生存被ばく者はすべて健康」とし、広島、長崎の被ばく状況の調査は完了しているというものでした。

そこでわたしは次のように訴えました。

「多くの被ばく者が、『ぶらぶら病』と呼ばれる病気に現在も苦しんでいる。被ばく者はいったん病気になると治りにくく、悪化、慢性化しやすい。現在の医学は、『ぶらぶら病』の特殊な様相や経過の原因、からだのどの部分にどのような変化が起こっているかに対する知見をもっていない。被ばく者のこうした症状は次のように考えられる。①被ばく者の体内に長期にわたって残留する放射性物質の作用であること、②放射能により破壊された器官の組織と機能は悪化していくこと、③体内に残留する放射能の影響により、あらゆる病気にかかりやすくなり回復を困難にさせる、ということである。このような状態を改善するために、放射線被害の専門学者による国際シンポジウムを日本で開催し、被ばく者を救う方法を見つけてほしい」と。

そして、国連が被ばくによって起きている本当のことと、被害者の実情をあらためて調査し、各国に知らせることを約束してもらいました。そうして1977年には、東京、広島、長崎でNGO被ばく問題シンポジウムを開催し、そこで原爆被害の実相を世界に知らせることができました。1975年より今日まで、約350回(37ヶ国以上)の講演を行い、広島、長崎での原爆被害についての真実を伝えてきました。

放射線被害のむごたらしさがわかるのは、実際に現場で被ばく者を診た医者だけです。自分の診たひとが原因もわからずに亡くなっていくということを話せば、放射線被害のひどさについてわかってもらえると思ったのですが、そんな患者を診たことのない医者にいくら放射線被害について訴えても、「ふーん」という顔をされて、聞いてもらえませんでした。「ぶらぶら病」について、海外の医師に説明するのに非常に困りました。どんなに説明しても実際に患者の症状を診なければわかるものでもありません。

一般に、原爆の破壊力の大きさは知らされていても、その下でどんなことが起こったかについては知らされていないのです。原爆が爆発したその下では、たくさんのひとが、放射線にからだを貫かれて血を吐いて亡くなり、生き残ったとしても、飛び散った放射能の粒が体内に入って核分裂を続け、放射されるアルファ線やベータ線によって、何十年もの間、体内からからだを損傷され続けていることはまったく知られていないのです。

（＊14）日米安全保障条約…1951年、日本が連合国軍の占領から独立するにあたって「サンフランシスコ平和条約」の調印とともに締結された。米国が日本を防衛し、日本はそのための施設を提供するという軍事同盟。

（＊15）原水爆禁止世界大会…1954年の太平洋ビキニ環礁水爆実験による日本漁船の被ばく事件をきっかけに、広島、長崎の放射能による惨禍を広く国民が知るところとなり、原水爆禁止の市民運動が広がった。原水爆禁止を求める国民の声を背景に、1955年に広島で第1回原水爆禁止世界大会を開催。同年に原水爆禁止日本協議会が結成された。核戦争阻止、核兵器全面禁止・廃絶、被ばく者援護・連帯の3つの目標をかかげ、毎年8月に原水爆禁止世界大会を開催。

●差別されている現実に向き合いながら、自ら立ち上がる重要さ

広島の被ばく者は、せっかく生き残っても、日本中の国民から差別をされました。「あのひとと付き合うと病気がうつる」「被ばく者とは付き合わないほうがよい」などと言われました。戦後は、米国から「被ばくについてしゃべるな」と言われているため、被ばく者と親しくしていると警察に睨《にら》まれることもありました。

医者にかかり、「わたしは肝臓が悪いのですが、実は広島で被ばくしまして」と話すと、医者は「ちょっと待ってください。その話はしないでください。被ばく者の話を聞いたことがわかると、警察に目をつけられてしまう。だから、いまの話は聞かなかったことにします」と言われてしまうのです。そういう風潮が育っていきました。

被ばく者はどこへ行っても、しゃべりたくないし、ひとに何か聞かれてもしゃべらない、という状態になり、被ばくの苦しさや、本当のところが国民に伝わらないままになってしまったのです。

わたしは、1979年から東京の日本原水爆被害者団体協議会（日本被団協）の被爆者中央相談所の理事長となり、毎週1回約30年間、たくさんの被ばく者の方の相談を受けてきました。被ばくした方々は、自分以外のひとの状況や放射線被害についての知識を、何も知らされていませんでした。相談所で原爆や放射線障がいについての客観的知識を共有することで、多くの方が、人間的に成長し、人権を恢復《かいふく》していくことを学びました。

被ばくにより差別され、どん底に突き落とされたひとたちを一生懸命診ているうちに、このひとたちが本当に救われる道は、本人が自分の置かれている不当な立場に気づき、人間としてもつべき権利を取り戻す意識を身につけることだと気づいたのです。「助けてください」と言っているだけではだめで、被ばくの事実を話し、原爆被害の実相を広めることが、いちばん大切な「支援」を得る道であることを確信するようになりました。

被ばく者は被害者であるにもかかわらず、権力から抑圧をうけて沈黙を強いられ、差別され、社会のなかでちいさくなって生きてきました。わたしは、「悪いのは原爆と米国だ。被ばく者は遠慮して生きることはない。何か言われたら『わたしは原爆の被害者だ』と胸をはって言い返しなさい」と励まし、そのうえで被ばく者とともに闘い続けることが真の援護だと思って活動してきました。

いまでも「被ばく者援護」というと、お金を集めてわたすことだと思われることがあります。被ばく者の方々への、とんでもない侮辱《ぶじょく》です。戦後67年経ち、被ばくしても自分で働き暮らしているひとたちに、お金を包んで持っていき「元気で生きてください」などと言うのは侮辱でしょう。被ばく者の被害の本質を、まだ知らないひとがいるのです。

いまでも、政府だけではなく国民全体が被ばくについて知らない状態です。ですから、福島で原発事故が起こっても、福島のひとがいま何に苦しんでいるかという本当のところがわからないのです。家がないのなら家をあげればよいだろう、仕事がないなら仕事をつくればよい、お金が足りないのならお金を持っていこうという考えが、まず先に立ってしまうようです。しかしそうではなく、福島に住んでいるひとたちが自分自身がどうしたいかを考え、自分たちの力で復興していくことが大切で、そのときに必要なものを援助するというのがいちばん正しいやり方だと思います。

福島に住むひとたちの人権を尊重する考えが援助の根本になければならないと思います。そういう思想がなかなかできないのは、残念ながら日本人の全体に人権意識が、まだまだ希薄だからだと感じざるを得ません。

第4章　原発の本質は原爆と同じ。安全を考えてつくられていない

●戦後、54基もの原発がつくられたわけ

近年になり、海外のみならず国内でも、「日本は広島、長崎で原爆による放射線の被害をあれだけ受けながら、なぜ54基も原発をつくったのだ」と言われるようになりました。米国が原発の導入を勧め、日本政府は利益を得るために米国に追従し、国民を犠牲にしながら原発をつくり続けてきたのです。

原爆は、放射性物質であるウランやプルトニウムなどを核分裂させ、爆発させたものです。米国は、原爆の原理を利用し、ウランやプルトニウムを爆発しない程度に核分裂させ、エネルギーを取り出す装置をつくり、潜水艦用の原子炉をつくりました。そして戦争が終わると、「原子炉で電気を起こして売ればもうかるのではないか」と思いつき、そして原子炉を売りはじめ、日本でも原子力発電がはじまりました。

ですから、原子炉は「人間の安全」を考えてつくられたものではありません。もともと戦争に使うものなので、「どんなに人間を殺したってかまわない」という考えが根本にあるのです。そういう危険なものをもうけ仕事に使ったのが、原発です。

原子力は人間が扱える代物《しろもの》ではないのです。どんなに上手に、どうやろうと、必ず放射線は漏れます。放射線というものは、いまの段階では人類には扱えないものです。いまも放射性廃棄物に手がつけられないでいます。

むかし、燃料として使われていた石炭も、廃棄物を処理できないので炭鉱の敷地の中にボタ山として積んでありました。原発の放射性廃棄物は熱を出すため、石炭のように積んで放置しておくことはできません。原発の敷地には大きなプールがつくられ、燃料棒を水の中に浸けて温度を下げています。原発のウラン燃料は、つねに熱を出し続けるので、冷却用の水は温まり、どんどん蒸発します。その蒸気には、放射性物質がたくさん入っています。こうして放射性物質が出しっぱなしになっているにもかかわらず、そのことを国民に伝えていません。**原発は、事故さえ起こさなければ大丈夫だと思われていますが、とんでもありません。原発は放射能を漏らさずには、電気を起こせない構造になっているのです。**

原発の敷地にはいくつも建物があり、その中には原子炉があります。建物にはすべて管が通じていて繋がっていますが、この管の中は放射能が溶けている300度くらいの熱水が流れているのです。管は見た目は無傷のようでも、ちいさな隙間ができていて、そこから放射能をどんどん漏らしながら原発は動いています。

「核兵器の使用には反対だが、保有することは戦争防止に役立つ」という核抑止論を支持するひともいますが、核兵器は使わなくても、つくり、運び、貯蔵するたびに、周辺に放射線の内

図6／日本の原子力発電所

現在日本では計54基の原子力発電所があり、関東地方で使う電気の約4割は新潟県・福島県の原発で、関西地方で使う電気の約半分は福井県の原発でつくられている。地図外の沖縄県には原発はない。

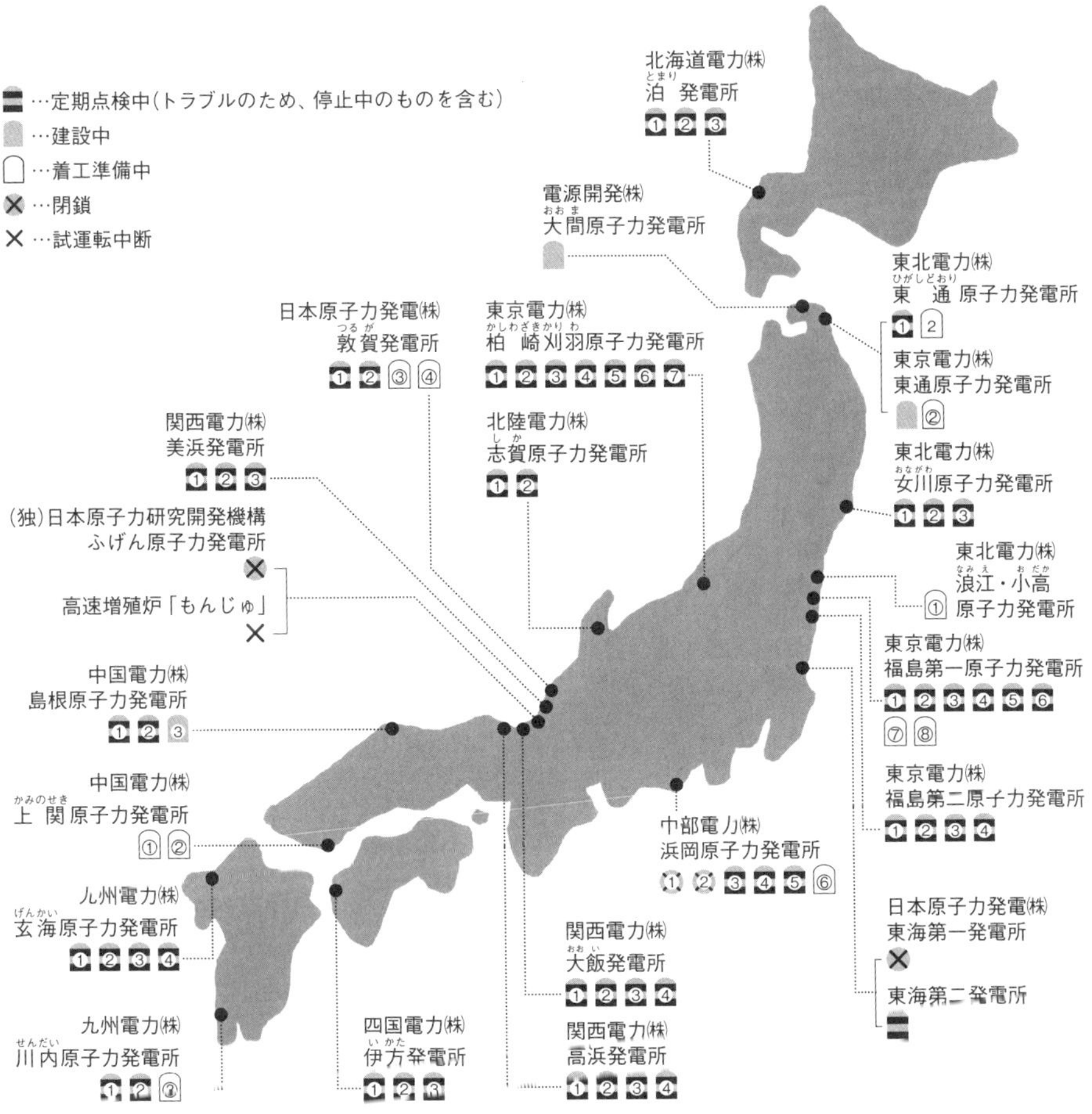

初出：クーヨン2011年0月号　データ：2012年5月17日現在

部被ばく者をたくさんつくっています。そして核兵器だけではなく、原発も含め、「核」にかかわるすべての施設においてまったく同じことが言えるのです。

放射線の影響を受けやすい子どもや、核廃棄物を管理し続けなければならない未来の世代のことを考えれば、こんなものはつくれません。原子力発電は将来の世代を無視した技術です。

●放射能に「安全許容量」なんてない

いまの技術では、放射能を外に出さない原発をつくることはできないので、そこで、ある程度、放射能を外部へ放出することを公に認めてくれと、原発をもつ国のひとたちが「安全許容量」を決めています。しかし彼らが勝手に「安全」と言っているだけで実際には安全ではなく、放射能を浴びたひとはみんな被ばく者になりますが、そんなことはおかまいなしです。各国政府などから融資を受けている国際放射線防護委員会（ＩＣＲＰ）の勧告で、「安全である」とされてきた許容量が、じつは危険であったと判明したことも何度もありました。発電をする会社、たとえば東京電力の経営を成り立たせるためには、どの程度放射能を出すことを認めたらよいか、というのが「安全許容量」になるのです。日本政府はこれを基準にしていますが、こんなものを信用していたら、がん患者がどんどん増えてしまいます。

原発の通常運転のなかで放出される「安全許容量」の放射性物質が、人類存続が危ぶまれる致命的な危険因子であることを、少なくない専門学者が警告しています。原爆開発にかかわっ

表4／国連科学委員会による1989年までの数値に基づいた核開発による
地球規模の被ばくによる影響

影　響	ICRP（＊1）発生数	ECRR（＊2）発生数
がん死	1,173,606人	61,619,512人
全がんの発症	2,350,000人	123,239,024人
小児死亡	0	1,600,000人
胎児死亡	0	1,880,000人
人生の質の喪失	0	10%

（出典：ECRR2003年勧告）

※核開発によって117万人ががんで死亡し、235万人ががんにかかったことをICRPが認めたが、ECRRによれば、52倍も過小評価している数字だという。

＊1 ICRP／国際放射線防護委員会。
1950年設立、非営利・非政府組織の国際学術機関で、規制や線量限度などを勧告してきた。ICRPの線量基準は原子力開発の経済的・社会的要因を考慮し、合理的に達成できる限り低く、という視点で算出。ICRPは、原子力推進団体からの融資や、過去の基準値の誤りが問題視されてきた。
＊2　ECRR／欧州放射線リスク委員会。
1997年、欧州議会の環境グループ、緑の党が設立した科学者や医師などによる市民団体。ICRPの防護基準は危険性を過小評価していると批判し、独自の勧告をしている。

た米国の科学者ジョン・ゴフマン博士（＊16）は米国原子力委員会を批判し、この国際的に取り決められた「安全許容量」を「殺人許可証」と呼び、低線量放射線のリスクを知っている専門家について、「過失と無責任さによる人道に反する罪で、ニュルンベルグ（＊17）のような裁判にかけられる候補者である」とも言っています。

（＊16）ジョン・ゴフマン博士…（1918〜2007）理学博士、医学博士。マンハッタン計画で原爆開発にかかわり、米原子力委員会のもとで放射線の影響について研究するが、低線量の放射線の影響が過小評価されていることを発表。以来、原子力の危険性を訴えた。その研究成果は『人間と放射線』（明石書店）に詳しい。
（＊17）ニュルンベルグ…ニュルンベルグ裁判。第二次世界大戦のドイツの戦争犯罪を裁いた国際軍事裁判。

●質の高い仕事を続けていく大切さ

戦後、放射能のおそろしさを伝えようと努力しましたが、無名の医師数名で1億人の国民相手に何もできるわけがありません。その証拠に、いまだに政府は、放射能の性質をまったく知らないのです。

しかし、自分がしたことが目に見えて何かを改善するとか、役に立っているとか自覚のできるようなことは世の中にあまりないのではないでしょうか。いま、何をするにしても、自分がどうやったって世の中は勝手に動いていってしまうという絶望感があると思います。

自分のできる仕事の分量には限りがあり、一見大きな成果が見えないかもしれませんが、ほんのひと握りのひとに伝えただけでも徐々に広がっていく可能性があります。「どんな困難なことでも絶望しないで、とにかく続けるということが、わたしのしていることの価値なのだ」と思ってやってきました。

これからも、わたしは「原発は物騒ですよ」と言い続けます。ただ黙っていたら、自分だけではなく、未来を生きる子どもたちまで放射能にやられてしまいます。

たくさんの原爆被ばく者が生きのびてきたように、現代のわたしたちも生きのびていく方法はあると思います。わたしはその希望を、これからも伝え歩いていきたいと思っています。

表5／肥田舜太郎　自分史年表

1917 年	広島に生まれる。
1944 年	軍医として、広島陸軍病院に赴任。
1945 年	広島で原爆に被ばく、被ばく者救援にあたる。山口の国立柳井病院設立。
1946 年	病院船でブーゲンビル島の傷病兵を収容。
1947年	千葉の国立国府台病院に転勤。国立医療労組の設立にかかわる。
1949 年	レッドパージで国立病院を解雇される。
1950 年	東京・杉並区で西荻窪診療所設立。
1953 年	埼玉・行田市に移転、行田診療所設立。全日本民主医療機関連合会（全日本民医連）の創立に参加。埼玉民医連を設立、副会長に就任。
1955 年	日本共産党から行田市議会議員に立候補し当選。「第 1 回原水爆禁止世界大会」（広島）に参加。放射線障がいについて報告。「核戦争準備に反対するウィーン・アピール」支持を埼玉県行田市市議会で提案。
1975 年	「核兵器全面禁止を国連に要請する第1回国民代表団」として渡米、「ぶらぶら症候群」を報告。アーネスト・スターングラス教授に会い、著書『Low Level Radiation（低線量放射線）』を贈られる。
1976 年	「核兵器全面禁止を国連に要請する第2回国民代表団」に参加。
1978 年	埼玉協同病院を設立、院長に就任。中央医療生協理事長。
1979 年	日本被団協被爆者中央相談所理事長に就任。公式に被ばく者の相談活動を開始。埼玉被団協会長に就任。これより毎年海外活動を続ける。
1982 年	「第2回国連軍縮特別総会」に参加。西独の30万人デモに参加。ビキニ水爆実験で被ばくした米兵士ジョン・スミザーマンが来日し、協同病院に入院。『広島の消えた日』（日中出版社、現在は影書房より増補新版）出版。
1983年	第3回反核医師会議（ハーグ）、世界平和会議（プラハ）に参加。
1985 年	被ばく 40 周年で核保有国を訪問、フランスとソ連を担当。
1991年	『ヒロシマ・ナガサキを世界へ』（あけび書房）を出版。
1999年	ハーグ世界平和市民会議で発言。
2002 年	米国ハンフォード風下（かざしも）地域を訪ね、被ばく者トム・ベイリーと知り会う。映画「ヒバクシャ」（*1）に出演。
2006年	戦後の活動が、フランス映画「核の傷」（*2）としてまとめられる
2009 年	医療活動から引退。日本被団協被爆者中央相談所理事長を退任。
2011 年	「ノーモア・ヒバクシャ記憶遺産を継承する会」呼びかけ発起人に。執筆、翻訳、講演活動などを行い、反核を訴え続ける。

*1　映画「ヒバクシャ　世界の終わりに」監督：鎌仲ひとみ／日本／2003年／配給：グループ現代
*2　映画「核の傷　肥田舜太郎医師と内部被曝」監督：マーク・プティジャン／フランス／2006年／配給：アップリンク

肥田舜太郎

ひだ・しゅんたろう／1917年広島生まれ。1945年広島陸軍病院に勤務していた28歳のとき、原爆により被ばく。その直後から67年にわたって、被ばく者治療と支援、核廃絶運動に尽力してきた。2011年3月11日以後は、数々の取材や講演会を通し、内部被ばくのおそろしさを伝え続けている。著書に『広島の消えた日　被爆軍医の証言』（影書房）、『ヒロシマを生きのびて』（あけび書房）、共著に『内部被曝の脅威』（ちくま新書）などがある。

わが子からはじまる
クレヨンハウス・ブックレット　008

ヒロシマから
「内部被ばく」と歩んで

2012年7月2日　第一刷発行
2012年11月15日　第二刷発行

著者　肥田舜太郎
発行人　落合恵子
発行　株式会社クレヨンハウス
〒107-8630
東京都港区北青山3・8・15
TEL　03・3406・6372
FAX　03・5485・7502
e-mail　shuppan@crayonhouse.co.jp
URL　http://www.crayonhouse.co.jp
表紙イラスト　平澤一平
装丁　岩城将志（イワキデザイン室）
印刷・製本　大日本印刷株式会社

ISBN 978-4-86101-222-8
C0336　NDC539
Printed in Japan